「慢性炎症」を抑えなさい

熊沢義雄

青春新書
PLAYBOOKS

はじめに

「あなたのからだは、気づかないうちに慢性炎症にジワジワと蝕まれています」と聞いたら、みなさんはびっくりされるのではないでしょうか。

実は、最近の研究で、体内で起きている慢性炎症が、血管や臓器の細胞を傷つけ、ガンをはじめ、動脈硬化や糖尿病など、さまざまな生活習慣病の引き金になっているという驚きの事実が明らかになってきました。

そればかりか、慢性炎症が起きれば起きるほど、私たちのからだや頭は老化していくということも、はっきりしてきたのです。

もともと炎症とは、私たちのからだに侵入してきたウイルスや病原細菌などをやっつけるために起きる、健康を維持する上で欠かせない反応です。

ですから、「炎症」というと、「自分とはあまり関係がない話だ」と思ってしまう人もいるかもしれません。

でも、それはとんでもない間違いです。

なぜなら、慢性炎症は、日々のストレス、食事や生活習慣、さらには肥満や加齢などによって、自覚症状がないままに、どんどん進むものだからです。

そして、あなたのからだを老けさせ、今、こうしているこの瞬間にも、さまざまな病気の芽を作り出している可能性は、決して低くはないのです。

もしあなたが将来、ガンをはじめ、動脈硬化や糖尿病などの生活習慣病、認知症などになりたくなければ、できる限り、慢性炎症を抑える生活を送るべきです。

慢性炎症こそが、多くの病気と老いの、根本原因なのですから。

「慢性炎症」を抑えなさい——もくじ

第1章

あなたの体をジワジワ蝕む「慢性炎症」の正体

第2章
ガンも生活習慣病も「慢性炎症」が原因だった

第3章

「慢性炎症」が老化を加速する

第4章

「慢性炎症」をもたらす生活習慣・抑える習慣

第5章

「慢性炎症」をもたらす食事・抑える食事

第1章

あなたの体をジワジワ蝕む「慢性炎症」の正体

体内では、常に「炎症」が起きている！

みなさんは、慢性炎症というと、どんな病気を思い浮かべるでしょうか。

慢性胃炎、慢性腸炎、慢性鼻炎……。もちろん、これらはすべて慢性炎症です。しかし、そうした病気にかかっていない人も、炎症とは決して無縁ではありません。なぜなら、どんなに健康な人の体内でも、多かれ少なかれ、炎症は常に体内のどこかで起きているからです。

炎症とは、いったい何なのでしょう。

炎症は、「病名」ではありません。ひとことで言うなら、「体内で起きた異常な状態を、元に戻すための防御反応」のひとつです。

たとえば、ハチに刺されると、その部分の肌が熱を持ったり、赤くなったり、痛くなったり、腫れたりします。これは、ハチの毒や刺されたことによる体内への悪影響をできる限り小さく抑えるための防御反応であり、典型的な炎症です。この場合、ハチの毒が「からだに悪影響を及ぼす異物」になります。

風邪をひいた場合は、ウイルスなどの病原体が「からだに悪影響を及ぼす異物」になります。のどが赤く腫れたり、熱が出たりするのも、炎症のひとつです。

私たちのからだは、一時的にこうした炎症を起こすことで、病原細菌が体内で増殖することを防いだり、悪くなってしまった部分を回復に向かわせているのです。

しかし、近年、特に注目を集めている炎症――つまり、本書で主に扱っている炎症は、こうした毒や病原体などによる一時的な炎症ではありません。

では、いったい何が、私たちの体内でどんな炎症を引き起こしているのでしょう。

たとえば、活性酸素です。生きている限り私たちのからだの中に必ずできるものであり、ときには病原細菌やウイルスをやっつけてくれるありがたい存在でもあります。

しかし、体内で増え過ぎるとからだを傷つけてしまい、炎症のきっかけを作ります。

糖もそうです。糖の場合、糖そのものが問題なのではなく、食事からとった糖が体内でたんぱく質と結びつき、酸化などの複雑な化学変化を経て終末糖化産物という成分になると、炎症のきっかけとなってしまうのです。

また、血液の中にあふれ出した余分な脂質や、肥大化した大型脂肪細胞などにも、炎症のきっかけは潜んでいます。近年問題になっているＰＭ２・５などの環境汚染物質や、一部の食品添加物も、炎症の原因になります。

あるいは、免疫系の働きに問題が起こってくると、本来であれば、まったく害のない物質でさえ、炎症のきっかけになり得ます。いわゆるアレルギー反応です。

さらに、もともと体内にあった成分、いわば自分自身の一部を異物ととらえて炎症を起こしてしまうケースもあります。関節リウマチなどの自己免疫疾患がこれにあたります。

つまり、現代人のまわりは炎症であふれていると言って、過言ではないのです。

現代人と炎症の問題は、それだけではありません。

炎症を防ぐために効果的な食事は、たとえば野菜が多くて糖質や脂質が少ないものが望ましいのですが、若者を中心にこれとまったく反対の食生活を送っている方も少なくありません。

また、詳しい仕組みは後述しますが、炎症を防ぐには、運動をして筋肉をつけたり、ある程度日光に当たることが大切です。しかし、運動不足かつ、日光を極端に避ける生活を送っている人が増えていることは、言うまでもないでしょう。

これでは、世の中に炎症を持つ人が増えるのも当然です。その結果、人々のからだの中で炎症は増え続け、ガン、動脈硬化、糖尿病などの病気も増え続けていると考えられるのです。

なぜ炎症は起きるのか

本書のテーマである「慢性炎症」についてふれる前に、炎症がなぜ、どのような仕組みで起きているのか、ざっくり説明しておきましょう。

炎症とは、私たちのからだに備わっている「免疫反応」のひとつです。免疫とは、「疫（病気）を免じる（まぬがれる）」という意味です。

炎症が起きる仕組みにはいくつかのパターンがあるのですが、わかりやすいところで、病原細菌が皮膚や粘膜などから入ってきたときを例に考えてみましょう。

病原細菌は、からだの中でさまざまな悪さをする、いわば「侵入者」です。

侵入者が入ってくると、そのあたりを守っているパトロール隊が、そいつをやっつけようと駆けつけてきます。このとき駆けつけるパトロール隊の代表が、白血球です。

実は白血球にもいろいろな種類があるのですが、そのうちの好中球が、まず参戦します。侵入者を丸ごと飲み込んで、消化酵素で分解するのです。彼らは、侵入者を食べてしまう細胞なので、「貪食《どんしょく》細胞」と呼ばれています。

貪食細胞などが簡単に細菌を撃退できてしまえば、体内で炎症らしい炎症は起きずに済むのですが、侵入者がもう少し手ごわくなると、このシステムだけでは歯が立たなくなります。

そして、免疫は、次の段階に入ります。このとき、重要な役割を果たすのがマクロファージです。マクロファージは、侵入者を捕まえると、「今、このあたりでは侵入者の攻撃が発生しています！　みんな集まってください！」という「お知らせ」を周囲に発信するのです。ちなみに、このお知らせのことを「サイトカイン」というのですが、これについて詳しくは後述します。

とにかく、マクロファージからお知らせが発せられると、それを受け取った周辺の細胞たちは「これは一大事！」と、問題となっている部分に駆けつけます。すると、その部分の血管は広がり、助けになる細胞や血液、リンパ液などが援軍としてどんどん集まってきます。その結果、細菌に感染した部分が赤く腫れ上がったり、熱を持ったり、痛みを発したりするのです。これがごく典型的な炎症の仕組みです。

ちなみに、医学の世界では、古くから「炎症」という概念が確立されていました。古代ローマ時代のケルススという医師が、炎症の4つの特徴を、発赤《はっせき》（REDNESS）、発熱（HEAT）、疼痛《とうつう》（PAIN）、腫脹《しゅちょう》（SWELLING）と記しています。さらに19世紀になると、機能障害（LOSS OF FUNCTION）も、炎症による変化に加えられました。

つまり、炎症を起こした部分は、赤くなったり、熱を持ったり、痛くなったり、腫れたり、その部分が持っている本来の機能が落ちたり、といったことが起こってくるということです。

実際、私たちは常にウイルスや病原細菌に囲まれて生きています。そして、本人も気づかないうちに、さまざまなウイルスや病原細菌の体内への侵入を許しています。それでも多くの場合発病せず、何事もなく過ごしていられるのは、体内で絶えず防御反応が起きていて、侵入者をやっつけてくれているからです。

この通り、本来炎症とは、私たちのからだを守る大切な反応です。必要なときには、しっかり炎症が起こってくれないと、私たちは病気やケガに勝てません。

ただし、忘れてはならないのは、炎症が起きている間、その部分は大なり小なり、〝戦場〟になっているということです。戦いが終われば、そのあたり一帯は、どうしても多少は傷つき、一度は荒れた状態になります。

ですから、もし同じ場所で何度も炎症が繰り返し起きていたとしたら、たとえそれが小さな炎症であったとしても、その部分の組織の状態は悪くなったり良くなったりを繰り返しながら、着実に少しずつ劣化していくことになります。

そして、そうした炎症の積み重ねが、やがて老化や病気へとつながっていくというわけです。

病気の原因となる「慢性炎症」のタイプ

炎症には、大きく分けて、急性炎症と慢性炎症があり、本書のテーマとなっているのは、慢性炎症です。

急性炎症と慢性炎症には、医学上、はっきりとした線引きはないのですが、おおよそ、1週間ほどで治まる一時的な炎症は、急性炎症と考えておいてください。たとえば、ハチに刺されてその部分が腫れ、数日で治まる炎症など、一過性の刺激によって起きる炎症は、これにあたります。胃炎や腸炎でも、たまたま悪いものを食べて一時的にお腹を壊した場合などは、急性炎症といえます。

これに対して、同じ場所で何度も繰り返される刺激によって長い間起き続けている炎症は、慢性炎症といえます。たとえば、アレルギーで常に鼻の調子が悪く、粘膜が腫れている場合や、歯周病などでずっと歯茎が腫れている場合などは、慢性炎症といえます。

繰り返しますが、慢性炎症とは、同じ部分がずっと炎症を起こしている状態です。良くなったり悪くなったりを繰り返していることもあれば、だいたいいつも悪い状態のままというケースもあります。

いずれにせよ、慢性炎症を起こしている部分は、どうしてもその組織が少しずつ傷んでいく運命にあります。体内の組織が傷んだということは、その部分が老化した、あるいは病気に近づいたということです。ですから、若さと健康を保つためには、慢性炎症をできるだけ少なくするにこしたことはないわけです。

中でも問題なのは、「炎症を起こしている」という自覚症状が比較的少ないにもかかわらず、長年にわたって体内で起き続けているタイプの慢性炎症です。具体的には、本書でこれから解説していきますが、こうしたタイプの慢性炎症が、肌や骨、脳などの老化を招き、さらに、動脈硬化や糖尿病といった生活習慣病をはじめ、ガンや認知症、肺炎などさまざまな病気を引き起こす、大きな原因となっているのです。

炎症を引き起こす「酸化」とは

そもそも、炎症が起きるきっかけは、からだにとって望ましくないと思われる〝刺激〟です。具体的には、たとえば病原細菌やウイルスであったりするわけですが、それ以外に、炎症を引き起こす要因として私たちが注意しなければならないのが、「酸化」と「糖化」です。

まず、酸化についてですが、ここ数年、「健康のために抗酸化力の高い野菜を食べましょう」といった話が盛んに叫ばれているので、みなさんも「抗酸化」といった言葉はどこかで聞いたことがあるでしょう。

わかりやすい表現を使うなら、酸化とは、からだの中がサビることです。

もう少し科学的に説明すると、酸化とは、酸素が物質に結合して酸化物になることです。

酸化物は、ダメージを受け、本来あった姿形でなくなってしまいます。たとえば、鉄が酸化すればサビになり、その部分はもろくなってしまうでしょう。私たちの体内で酸化が進むということは、それと似たようなことが細胞レベルで起きているということなのです。

実際、体内でからだの成分が酸化することを発端に、やっかいな問題が次々と起きています。

酸素は私たちの体内に入ると、エネルギーとして利用される過程において電子が奪われ、「活性酸素」に変化します。たとえば、私たちの細胞内にあるミトコンドリアというごく小さな器官では、常に活性酸素が作られ続けています。

活性酸素とは、酸化力を持った物質であり、ときに病原細菌やウイルスを撃退してくれるありがたい存在でもあります。しかし、増え過ぎると正常な細胞やDNAなどを傷つけてしまう、厄介な存在でもあるのです。

活性酸素にはいくつか種類があります。

酸素が体内で「スーパーオキシド」になり、さらに水素と結合して「過酸化水素」に、それがさらに「ヒドロキシルラジカル」という最強の活性酸素に変化します。また、紫外線の影響を受けて生じる「一重項酸素《いちじゅうこう》」という活性酸素もあります。

このうち、スーパーオキシドと過酸化水素は、私たちがもともと持っているスーパーオキシドジスムターゼ、グルタチオンペルオキシダーゼ、カタラーゼなどの酵素によって分解されます。

一方、ヒドロキシルラジカルは酵素がなくてもすぐに分解してしまいますが、からだに悪い影響を及ぼす非常に強力な活性酸素です。ですから、ヒドロキシルラジカルになる前の段階で活性酸素を撃退することが、非常に重要なのです。

このように、活性酸素は、酸素が体内で使われる過程で生まれてしまうものなので、誰しも生きている以上、ある程度の活性酸素が常に体内に発生していることになります。それでもそう簡単に私たちが老化したり病気になったりしないのは、もともと体内に酸化に対抗する抗酸化力も備わっているからです。

しかし、加齢やストレス、紫外線、そのほか、喫煙や化学物質などさまざまな影響によって抗酸化力が落ちてくると、体内で起きる酸化と抗酸化のバランスが崩れ、酸化はどんどん進んでしまいます。

こうなると、体内で増え過ぎた活性酸素によって正常な細胞がダメージを受けることになり、からだのあちこちで小さな炎症が次々起きてしまうのです。

実際、活性酸素が増えることで慢性炎症が引き起こされ、それが結果的にガンやアルツハイマー病など、さまざまな病気につながっていることが、近年の研究で明らかになってきています。

また、活性酸素は、体内のリノール酸、アラキドン酸、リノレイン酸などの不飽和脂肪酸を酸化させ、「過酸化脂質」を作り出します。

この過酸化脂質は、細胞の働きを阻害して老化を早めるばかりか、血液中のＬＤＬコレステロールを酸化させることで血管内に慢性炎症を起こし、動脈硬化を招いて心臓血管系の疾患の要因となることがわかっています。

炎症を引き起こす「糖化」とは

「抗酸化」に続いて、若さと健康を維持するために欠かせないと叫ばれるようになったのが、「抗糖化」です。

この場合の糖化とは、「糖化たんぱく質」のことであり、糖とたんぱく質が結びついたものです。

糖化について説明するにあたり、まず、料理で起きるメイラード反応にふれておきましょう。これは、メヤールというフランスの科学者によって発見されたもので、糖とたんぱく質が加熱調理されるとメラノイジンという成分が生まれる反応のことです。

たとえば、パンケーキを焼いたときに表れる茶色い焼き色や香ばしい香りは、メイラード反応によって生まれたものです。加熱ではなく熟成によって起きる場合もあり、味噌などが茶色く香りよくなるのは、この反応によるものです。

この通り、メラノイジンは、香りやおいしさを与えてくれるものなので、発見以来、料理の世界ではとてもよい成分として注目されてきました。

問題は、こうして料理でできる反応ではなく、私たちのからだの中で起きてしまうメイラード反応です。

実は、私たちの血中に糖が多く存在すると、メイラード反応が起きてしまいます。血中の糖が体内に存在するたんぱく質と出合い、加熱も熟成もしていなくても、数のバランスによって自然とたんぱく質と結びついてしまうのです。

そして、体内で生まれた糖化たんぱく質は、何段階かの化学反応を経て、「終末糖化産物」という、実にやっかいな物質に変化します。

この終末糖化産物は、いわば、糖化たんぱく質の〝最終形態〟であり、英語でAdvanced Glycation End Productsといいます。日本でもその略称であるAGE、もしくはAGEsと呼ばれることが多いようです。sがついているのは、AGEに数十種類のタイプがあり、その総称であるためです。

最近になって、このＡＧＥは、私たちの体内で炎症を起こす大きな要因のひとつだということがはっきりしてきました。

実は、ＡＧＥは細胞を刺激し、「問題が起きているので、みなさん集まってください！」というお知らせであるサイトカインをあたりに発信させて、炎症を引き起こしてしまうのです。

その上、活性酸素を増やす要因にもなり、腸内で作られると腸内細菌のバランスを崩して腸の老化を促進してしまいます。腸が老化すれば、その影響は全身に及び、老化がどんどん進んでしまいます。

体内でできてしまったＡＧＥは、一部は尿と一緒に排出されるのですが、年を追うごとに体内に溜まっていく量が増え、これがさまざまな場所で問題を引き起こしていくことになります。

つまり、私たちのからだは、何も策を講じなければ、年齢を重ねれば重ねるほど、酸化と糖化がお互いに影響を与え合いながら炎症を引き起こし、また炎症によって酸化と糖化が進むという悪循環に見舞われてしまうのです。抗酸化と抗糖化が老化や病気防止に非常に重要だということが、おわかりいただけたのではないでしょうか。

なお、パンケーキや肉や魚の焦げめなど、調理段階でできたＡＧＥを体内に取り込むことについては、「体内で一度分解されるので問題ない」と言われてきましたが、一概にそうとは言い切れないことがわかってきました。

牛乳に砂糖を加えて加熱することで作られるコンデンスミルクは高脂肪食よりも肥満になりやすい、という報告があるのです。加熱することでたんぱく質と糖が結合しているコンデンスミルクには、ＡＧＥがたくさん含まれています。これが、何らかの悪影響を人体に与えている可能性が否定できない、ということです。

ガンは慢性炎症の最たるものである

みなさんは、これほど医学が進歩しているにもかかわらず、ガンが増え続けているという事実をご存じでしょうか。

厚生労働省が公表している、今から約40年前の1975年と2012年のデータで比較してみましょう。ガン全体では、1975年が約20万6700人だったのに対して、約86万5200人と、実に4倍以上に増えています。

部位別に見てみると、子宮頸ガンはあまり増えていませんが、大腸ガンは7・4倍、皮膚ガンは10・5倍、前立腺ガンなどはなんと30・3倍にも増えているのです。ガン検診受診率の向上なども関係しているとしても、それだけでは説明がつかないほどの増加率といえるでしょう。

その中で、まず、私が注目したのが、皮膚ガンです。

「紫外線が皮膚ガンを誘導する」という報告があってから、現在では、多くの人が徹底的に日焼け防止に精を出すようになりました。女性の間でも〝美白ブーム〟が続いていて、肌をできるだけ焼かないようにしている人がほとんどだと思います。

しかし、1975年頃は違いました。若者を中心に多くの人が肌を好んで焼いていたし、日傘や日焼け止めクリームを使う人は少数派で、女性の間でも夏場は〝小麦色の肌〟がむしろ好まれていたでしょう。

もし皮膚ガンの大きな要因が紫外線によるものだとしたら、多くの人が日焼け防止に努めるようになっていた2012年は、1975年よりも皮膚ガンが減っていてもよいはずです。

日焼け防止を徹底して、果たして皮膚ガンは減少したでしょうか。

実際には、統計がある2012年、皮膚ガンを発症した男性は9160名、女性が8501名で、1975年と比較して、男性は9・2倍、女性は10・5倍も増えてしまったのです。

いったい、どういうことでしょうか。

私は、ガンが増え続けている理由は、日本人の食事や生活習慣の変化により、結果的に慢性炎症が増えたことが大きく関係しているとにらんでいます。

たとえば、昭和50年代以降に生まれた人は、日光浴はしない、野菜や果実の摂取はあまり好きではない、といった傾向にあります。

皮膚ガンの場合は、そうしたライフスタイルに基づく、慢性炎症による影響が、紫外線による影響よりもはるかに大きかったと考えられるわけです。

ガンは細胞の遺伝子DNAが傷つくことで起きる変異が原因だと考えられていますが、確かなことはまだ解明されていません。ただし、感染症や慢性炎症と深いかかわりがあるということは、古くからいわれていました。

感染症では、B型・C型肝炎ウイルスによる肝臓ガン、ヒトパピローマウイルスによる子宮頸ガン、ヘリコバクター・ピロリ菌による胃ガンなどの関係がよく知られています。

慢性炎症では、慢性気管支炎による肺ガン、炎症性の腸疾患（潰瘍性大腸炎とクローン病）による大腸ガン、非アルコール性脂肪肝炎による肝臓ガンなどの関係が挙げられます。

いずれの場合でも、炎症が起きれば、その部分の細胞の遺伝子ＤＮＡは一度は傷つくことになります。それでも普通は数日で修復されて新たに正常な細胞が生まれていくことになるわけですが、慢性炎症によって何度もＤＮＡが傷つけられれば、それだけ修復にエラーが出る可能性は必然的に高くなると考えられます。つまり、慢性炎症を防ぐことがガンの予防につながると言って、決して過言ではないのです。

ほとんどの生活習慣病は、慢性炎症の積み重ね

現代を生きる私たちにとってガンと並んで恐ろしい病気が、生活習慣病です。

生活習慣病とは、その発生原因が生活習慣と大きく関係していると考えられる病気の総称で、糖尿病、脂質異常症（以前は高脂血症と呼ばれていました）、高血圧症、抗尿酸血症などがよく知られています。

特に、脂質異常症の人は、血液ドロドロにより動脈硬化を引き起こしていることがほとんどであり、動脈硬化によって血圧も高くなっている人が多くなります。そして、それらが結果的に脳血管疾患や心臓病など、生命を脅かす重大な病気を引き起こしているケースは決して少なくありません。

これらの生活習慣病が、実は慢性炎症の積み重ねであると聞いたら、驚く人が多い

のではないでしょうか。動脈硬化を例に説明してみましょう。

動脈硬化とは、血管の老化や、脂質異常症などが原因で、血管の内壁が厚くなり、しなやかさが失われてしまった状態をいいます。相当悪くなるまで自覚症状はありませんが、血流が悪くなるため、高血圧をはじめ、脳梗塞や脳出血、心筋梗塞や狭心症などの原因になる恐ろしいものです。

動脈硬化にもいくつかのパターンがあるのですが、もっとも多いのが、脂質異常症などドロドロ血が原因で血管が硬くなってしまうアテローム型と呼ばれるものです。

この場合、たとえばＬＤＬコレステロールが血管内で酸化してしまうと、貪食細胞のマクロファージがからだに悪いものだと判断して、食べにやってきます。そして、酸化したＬＤＬコレステロールを食べたマクロファージが、「このあたりは炎症を起こしています！　援軍をお願いします！」というお知らせを発信してしまうため、その部分に血液やリンパ液、細胞などが集まってきてしまうのです。

その上、酸化したＬＤＬコレステロールを食べ終えたマクロファージは泡沫《ほうまつ》細胞というものに変化して血管内に粥状に溜まってしまい、血液の流れをますます滞らせてしまいます。つまり、脂質異常症などが原因で起きている動脈硬化は、まさに〝血管の慢性炎症〟といってもよい状態なのです。

糖尿病も同様です。糖尿病とは、食べ物で取得したブドウ糖を、からだの中で正常にエネルギーとして代謝できなくなってしまう病気です。人はブドウ糖を重要なエネルギー源として生きていますから、この仕組みがうまくいかなくなると、全身の働きに悪影響が及び、最終的には心臓病など重篤な合併症を引き起こします。

健康な状態であれば、食事をして血糖値が上がると、すい臓からインスリンが分泌され、その助けを受けて、細胞は血液の中のブドウ糖をエネルギーとして取り込む仕組みになっています。しかし、そこにちょっとした炎症があると、マクロファージが例によって「炎症を起こしています！」というお知らせを発信してしまうのです。

実は、そのお知らせには、細胞や血液を呼び寄せる以外にもいくつかの働きがあり、影響を受けた細胞は、ブドウ糖をエネルギーとして取り込む仕組みに障害を起こしてしまいます。つまり、全身の慢性炎症をできるだけ少なく抑えることが、動脈硬化や糖尿病などの生活習慣病の予防にもなり、健康維持につながると考えられるのです。

認知症も、実は脳の慢性炎症だった！

認知症は、多くの人が、できることならなりたくないと願う病気のひとつでしょう。認知症の中でも、もっとも多いのが、アルツハイマー病です。

みなさんは、この病気が実は脳内の炎症であることをご存じでしょうか。

アルツハイマー病になると脳が委縮し、記憶障害などの症状が表れます。この病気の原因は未だ確定されていませんが、アミロイドβというたんぱく質の一種が脳内に蓄積されることで、脳神経細胞がダメージを受け、細胞死が誘発されて進行すると考えられています。

実は、アルツハイマー病は、近年になって「3型糖尿病」と呼ばれるようになってきました。1型糖尿病は、遺伝やウイルス感染などが原因でインスリンが作られなくなってしまった糖尿病であり、２型糖尿病は、インスリンは作られているけれどそれがうまく作用しなくなってしまった糖尿病です。そして３型糖尿病とは、２型糖尿病と同じことが脳内で起きている状態を意味しています。

アルツハイマー病の発症に関係しているのが、脳内でマクロファージに似た働きをしている貪食細胞の、ミクログリアです。

ミクログリアは、ＡＧＥやある種の細菌などによって刺激を受けると、血中のアミロイドβを呼び寄せてしまうのです。しかも、「炎症が起きています！」というお知らせを周囲に発信してしまいます。

すると、糖尿病と同様、お知らせの影響を受けた細胞は、ブドウ糖をエネルギーとして取り込む仕組みに障害を起こしてしまうのです。その結果、あたりの脳細胞はブドウ糖をうまくエネルギーとして取り込めなくなってしまいます。

ブドウ糖をしっかり取り込めなくなった脳細胞は、エネルギー不足を起こし傷ついていきます。すると、ミクログリアはさらに「炎症が起きています！」というお知らせを発信してしまい、ますます脳の炎症が広がっていくという悪循環に陥るのです。

また、アルツハイマー病に次いで多いのが、脳血管性認知症です。

このタイプの認知症は、脳梗塞や脳出血など、脳の血管が詰まったり脳内で出血が起きることで脳の細胞に酸素が送られなくなって、脳細胞が大量に死んでしまうことで起こります。

つまり、血管の慢性炎症である動脈硬化こそが、脳血管性認知症の直接的な原因なのです。

ですから、アルツハイマー病にせよ、脳血管性の認知症にせよ、脳内で慢性炎症が起きていて、それが病気を引き起こしていることに変わりはないのです。

認知症を予防するには、まずは動脈硬化を予防し、糖化の影響を減らすことが大切です。そうすれば、脳内の血流がよくなり、脳内の炎症が起きる確率を下げることが可能です。

肥満の人は、全身が炎症状態にある⁉

肥満がからだに悪いことは、改めて言うまでもないでしょう。肥満になると、動脈硬化、高血圧、心臓血管系疾患、糖尿病などのリスクが上がるし、からだにとってよいことはひとつもありません。

しかし、なぜ肥満になると、生活習慣病などにかかりやすくなってしまうのでしょうか。

その理由は、太っている人は高脂肪食や甘い物が好きだったり、運動が嫌いだったりするので、そうした食生活や習慣が災いしていることも関係していますが、恐ろしいのは、肥満の人は常に全身が炎症状態にあるということです。

肥満とは、要するに脂肪がからだに必要以上についている状態であり、問題のカギを握っているのは、この脂肪細胞です。

脂肪細胞は、余ったエネルギーを蓄える働きをしています。寒さから身を守ったり、食事からの栄養が不十分になると、必要に応じて分解され、エネルギーとして使用されます。数年前まで、脂肪細胞の役割といえばそれぐらいだと考えられていたのですが、近年になって、実は体内で重要な働きをする生理活性物質を分泌する細胞であることがわかってきました。

脂肪細胞から分泌される生理活性物質をアディポカイン（アディポサイトカイン）と呼びますが、アディポカインにはいくつかの種類があり、私たちにとってありがたい〝善玉〟とあまりありがたいとはいえない〝悪玉〟が存在します。

中でも、近年とても注目を集めているのが、善玉アディポカインのひとつである、アディポネクチンです。

アディポネクチンは、炎症を起きにくくしたり、インスリン感受性を高める（インスリンを効きやすくする）など、からだによい働きをたくさん持っており、長寿の人はアディポネクチン値が高いことも判明しています。

インスリンは、血中の糖をエネルギーとして細胞に取り込む際に欠かせないホルモンですから、アディポネクチンによってインスリン感受性が高まるということは、血糖値の上昇が抑えられ、糖尿病などの病気を防ぐことにつながります。

人々から嫌われる脂肪細胞ですが、適度についている分には、からだによい働きもしてくれているありがたい存在なのです。

問題は、一般的な体型の人と肥満体型の人では、脂肪細胞が同じ状態ではないということです。

実は、肥満の人の脂肪細胞はパンパンに肥大化しているのです。膨れ上がった細胞は「大型脂肪細胞」と呼ばれ、普通の「小型脂肪細胞」とは異なる性質を持ったやっかいな細胞に変身しています。

こうなると、アディポネクチンの分泌は減り、その反対に、「ここで炎症が起きています！」というお知らせを周囲にばらまく〝悪玉〟のアディポカインの分泌が増えてしまうのです。

その結果、大型脂肪細胞の周辺では、常に炎症が起きている状態になります。肥満の人は慢性炎症状態にあるというのは、こういうことなのです。

大型脂肪細胞が増えてアディポネクチンの分泌が低下すれば、当然、インスリン抵抗性は上がり（インスリンが効きにくくなり）、血糖値の上昇を招きます。

そもそも、肥満の人は高脂肪食を好む傾向があるため、ただでさえ血中に余分な脂肪が流れ出ている可能性が高いでしょう。これらの影響によって、当然、血管の慢性炎症ともいうべき動脈硬化にもなりやすくなります。

肥満の人は、全身が常に炎症に陥っている状態であるということを意識して、すぐにでも減量されることをお勧めします。

体内で炎症が起きているかどうかは、血液検査でわかる

第1章を読んでいただき、「慢性炎症がからだによくない」ということは、十分に理解していただけたでしょう。おそらくみなさんは、「自分のからだの中では、どれぐらい炎症が起きているのだろうか」と気になりはじめているはずです。

からだの中で炎症が起きているかどうかは、一般的に、血液検査でCRP値を調べることで、ある程度わかります。

この検査は、感染や炎症が疑われるときにしばしば行われる、割とポピュラーな検査で、最近では人間ドックなどで行っている機関もあるようです。

CRPとは、C-reactive protein のことで、日本語では「C反応性たんぱく質」といいます。もともと、肺炎球菌に感染した患者から発見されたたんぱく質で、肺炎球

菌の表層にある「C多糖体」に対して反応するたんぱく質であることから、この名があります。細菌やカビ（真菌）の表層の抗原に結合することで、防御反応にかかわっているたんぱく質で、体内で炎症や細胞の壊死が起きたときに血液中に増えます。

ただし、一部の特殊な細菌や微生物によって起こる炎症には反応しないので、CRP値によってすべての炎症が確認できるわけではありません。

一般的に、0・3㎎／dℓが基準値とされており、これを超えると、体内で急性炎症や大きな炎症が起きている可能性が高くなります。たとえば、盲腸や細菌性の肺炎、インフルエンザに感染したときなど、CRPは急上昇します。虫歯や歯周病、胃炎、外傷ややけどなどでも上昇します。

もし、血液検査でCRPが0・3を超えた場合、医師の指示に従い、必要に応じて再検査や、見つかった病気に対する診断・治療を受けるべきですが、問題は、0・3以下であっても、実は安心できない、という点です。

なぜなら、動脈硬化や肥満など、これまでふれてきたようなはっきりとした自覚症状のない慢性炎症の場合、普通のCRP検査では0・3以下になってしまうことが多いからです。

こうしたこともふまえ、近年になって、従来よりも精密なＣＲＰ値を測定できる高感度検査が行われるようになってきました。以前の検査では、０・１㎎／dℓ以下の量は検出できなかったのですが、高感度検査では、微量なＣＲＰを測定することができるようになったのです。

これにより、今までは特に問題視されなかった〝隠れ慢性炎症〟が発見できる可能性が高まりました。

高感度ＣＲＰ検査は、すでに動脈硬化や心臓病の診断及び管理に利用されており、０・１㎎／dℓ未満を正常値としています。

もし、自分の体内で慢性炎症が起きているかどうか気になる場合は、高感度ＣＲＰ検査を受けてみるとよいでしょう。ただし、何か体調に問題があって医師が必要と判断した場合以外は、自費の検査になります。

抗酸化や抗糖化よりも「抗炎症」が大事な理由

ひと昔前、「老化や病気を防ぐために、抗酸化に努めましょう」と盛んに言われていました。

抗酸化とは、体内に必要以上にできてしまった活性酸素を撃退することです。

確かに、ストレスや紫外線の影響、喫煙などの影響で活性酸素が増え過ぎると、私たちのからだを傷つけ、老化や病気を招きます。活性酸素によってDNAが傷つけられるとガン細胞が増殖するきっかけになることも判明しています。そのため、抗酸化力が高いビタミンA、C、Eなどを積極的に食事にとりいれることが推奨されてきたのです。

次に出てきたのが、「抗糖化」です。

抗糖化とは、血糖値の上がり過ぎをきっかけにできてしまう終末糖化産物＝ＡＧＥこそが老化や病気の大きな要因であり、これを防ごうという考えです。

確かに、ＡＧＥはマクロファージを刺激して炎症を引き起こし、動脈硬化の大きな要因となる上に、老化や病気を引き起こします。腸内で作られれば腸の老化や不具合を招き、その影響は全身に及んでしまいます。そのため、血糖値を上昇させる甘い物や炭水化物をとり過ぎないように注意されてきました。

「抗酸化」も「抗糖化」も、若さと健康を維持する上で、決して間違った方法ではありません。抗酸化と抗糖化を抑制すれば、炎症を防ぐことにつながります。

しかし近年の研究により、「抗酸化」や「抗糖化」に努めるより、むしろダイレクトに「抗炎症」に留意したほうが、老化と病気を防ぐために、より効率的だといわれるようになってきました。

たとえば、食べ物の「抗酸化力」を確かめる実験は、試験管の中で化学反応を調べます。この場合、食べ物の抗酸化力が試験管の中で認められたとしても、実際にからだの中で同じように働いているかどうかはわからないのです。むしろ、まるで同じに働いている可能性は低いといえるでしょう。

しかも、もし食べ物で抗酸化に努めるとしたら、抗酸化力のある食べ物などを、相当量とりいれなければなりません。いくら野菜がからだによいからといって、食事でとれる量には限界があります。

抗糖化は、糖質オフを心がけることが主な対策ですから、食事による抗酸化対策などに比べるとわかりやすく、確実性も高いといえるかもしれません。しかし、糖を減らしただけでは、炎症の要因のひとつの側面に対応したことにしかなりません。

一方、「抗炎症」は、少なくとも細胞がある環境でないと実験ができませんから、抗酸化力のように試験管の中の化学反応によって導き出されたものではありません。からだの中の免疫システムに直接働きかけることで、炎症を起こさせているおもとの動きを止めてしまおうというのが、主な考え方です。

だから、抗酸化や抗糖化に比べると、こちらのほうがよりリアルで、確実に炎症を止め、結果的に老化や病気を減らすことができると考えられるわけです。

第２章

ガンも生活習慣病も「慢性炎症」が原因だった

肥大化した脂肪細胞が、炎症を起こす物質を分泌し続ける

第1章でもふれた通り、肥満は、全身が常に慢性炎症ともいうべき、恐ろしい状態です。

肥満になる要因は、腸内細菌や遺伝的な問題などもからんでいますが、要するに、消費するカロリーよりも摂取するカロリーが多いということです。こうなると、余ったカロリー分がエネルギー源として体内に貯蔵されていき、やがて肥満になります。

私たちのエネルギー源は糖質、脂質、たんぱく質です。糖質のブドウ糖が多数結合したのがグリコーゲンであり、この状態でからだに貯蔵されます。

しかし、グリコーゲンとして貯蔵できる許容量が少ないため、多くが脂肪酸に変換されて、中性脂肪として脂肪細胞に蓄えられます。そして、エネルギーが足りなくな

ったときに、分解されて利用されます。

こうした体内のエネルギーの需要と供給がバランスよくいっていれば肥満にはならないわけですが、余った中性脂肪は、脂肪細胞の中に次々と貯め込まれていきます。すると、小型だった脂肪細胞が膨れ上がって肥大化し、大型脂肪細胞になります。さらに、大型脂肪細胞はやがて細胞分裂をはじめ、数が増えていってしまうのです。

しかも、肥満になると、脂肪組織に炎症をさらに誘導するマクロファージが浸潤し、炎症の旗振り役であるＴＮＦ－αというサイトカインをばんばん出し続けることになります。

その仕組みを、順を追って説明してみましょう。

マクロファージの表面にはトル様受容体（ＴＬＲ）という突起がついています。これは、からだに悪いと思われるものを発見する触覚のようなものです。ＴＬＲはいろいろな種類があって、ウイルスに対しては細胞内にあるＴＬＲが反応します。

細菌に感染した場合、このＴＬＲが異物である細菌の成分を感知すると、その刺激がマクロファージの中に信号として伝わることで、ＴＮＦ－αが分泌されるわけです。

ＴＬＲは病原細菌やウイルスなどの刺激でもＴＮＦ－αやインターフェロン（ウイルス増殖の阻止と炎症の調節などの働きをするサイトカインの一種）などを分泌しますが、一時的な感染であれば、ＴＮＦ－αなどの分泌も一時的で済みます。

しかし、肥満の人の場合はそうはいきません。脂肪細胞からは、ＴＮＦ－αがずっと分泌され続けてしまうのです。

なぜなら、脂肪細胞内の中性脂肪はリパーゼという酵素の働きによって脂肪酸が切り離されますが、この遊離脂肪酸もＴＬＲを刺激し、ＴＮＦ－αを分泌させるからです。肥満の人は体内で遊離脂肪酸が持続的に作られているので、ＴＮＦ－αが絶えず出続けることになります。これが、「肥満は慢性炎症」といわれる大きな要因です。

肥満の問題は、まだあります。

最近になって、脂肪細胞は、私たちの体内でいろいろな働きをする生理活性物質を分泌する細胞だと認識されるようになりましたが、普通の人の小型脂肪細胞と肥満の人の大型脂肪細胞では、生理活性物質の分泌の仕方に違いがあることもわかってきたのです。

たとえば、脂肪細胞が出す生理活性物質をアディポカイン（アディポサイトカイン）といい、我々から見ると、善玉と悪玉が存在します。

一例を挙げると、小型脂肪細胞はレプチンとアディポネクチンを作ります。レプチンは満腹中枢に働きかけ、食欲を抑制します。アディポネクチンはインスリン感受性を高め、動脈硬化にならないようにします。どちらも、善玉アディポカインとして知られており、これらは大型脂肪細胞からは分泌されません。

一方、肥大化した大型脂肪細胞は、遊離脂肪酸をはじめ、インスリン抵抗性を誘導するＴＮＦ-αなど、さまざまな悪玉アディポカインを分泌します。たとえば、糖尿病の病態形成に働くインターロイキン１β（ＩＬ-１β）、血栓をできやすくするプラスミノーゲン・アクチベーター・インヒビター１（ＰＡＩ-１）などがそうです。

また、高血圧に関係するアンジオテンシンノーゲンは本来肝臓で作られますが、大型脂肪細胞でも作られます。

つまり、肥満の人は、ただでさえ常時からだが炎症状態である上に、善玉アディポカインを出づらくし、逆に悪玉アディポカインを出すため、ますます全身が炎症になりやすいからだになっていきます。その結果、肥満はやがて糖尿病や脂質異常症、高血圧、動脈硬化を引き起こし、脳梗塞や心臓血管系の疾患などへとつながっていくのです。

肥満を判定する国際基準として、ＢＭＩ（Body Mass Index）がよく知られています。「体重（kg）÷｛身長（m）×身長（m）｝」の式で簡単に求めることができ、標準が18・5以上25・0未満、肥満（1度）が25・0以上30・0未満、肥満（2度）が30・0以上35・0未満、肥満（3度）が35・0以上40・0未満、40・0以上が肥満（4度）です。判定基準は各国で異なり、日本でのＢＭＩの理想値は男性が22・0、女性が21・0です。肥満の人は、生活習慣を見直して、今すぐにでも慢性炎症状態の改善に努めましょう。

血管の慢性炎症…動脈硬化は脂質異常症が大きな原因

動脈硬化とは、血管の内壁が厚くなり、しなやかさが失われてしまった状態のことです。動脈硬化はどんな人でも十代から多かれ少なかれはじまっているもので、言うなれば血管の老化。動脈硬化の進み具合が、その人の若さと健康のカギを握っていると言って、過言ではありません。

動脈硬化にもいくつかタイプがあるのですが、もっとも一般的なのが、〝血管の慢性炎症〟ともいえる、脂質異常症による動脈硬化です。

そこで、動脈硬化について語る前に、まずはその大きな原因のひとつである、脂質異常症にふれておきましょう。

血液中には、コレステロール、中性脂肪（トリグリセリド）、リン脂質、遊離脂肪酸の4種類の脂質があります。

中でもコレステロールは、リン脂質と共に細胞膜の成分であり、古くなった細胞が死に、新しい細胞を作るために必要な重要な脂質です。また、男性ホルモン、女性ホルモン、そして副腎皮質ホルモンのコルチゾールといった重要なホルモンや、体内で作られるビタミンDの原料にもなっています。

コレステロールには、低密度リポタンパク質（LDL）と結合するLDLコレステロールと、高密度リポタンパク質（HDL）と結合するHDLコレステロールがあり、LDLコレステロールはコレステロールを末梢細胞に運ぶ役割を、HDLコレステロールは余ったコレステロールを肝臓へ戻す役割を、それぞれ果たしています。

しかし、LDLコレステロールは、量が多いと血管壁に入り込んで動脈硬化を引き起こすことから、悪玉コレステロールと呼ばれ、HDLコレステロールは動脈硬化にならないように働くので、善玉コレステロールと呼ばれています。

健康な人はLDLコレステロールが140㎎／dℓ未満、HDLコレステロールが40㎎／dℓ以上、中性脂肪が150㎎／dℓ未満の基準を満たしています。この3つのいずれかがその範囲を超えた状態が、脂質異常症となります。

患者数は２００万人を越え、女性のほうが男性よりおよそ2・5倍多くなっています。脂質異常症になると健常な人と比べて、動脈硬化が起こりやすくなり、心筋梗塞や狭心症の危険が3倍近く高くなります。

コレステロールは、食事からとるものがおよそ20～30％、肝臓で合成されるのがおよそ70～80％となっており、体重50kgの人なら、１日６００～６５０㎎のコレステロールが肝臓で作られています。

以前は食物のコレステロール摂取量が制限されていましたが、必要なコレステロール量は体内でコントロールされていることが明らかになり、２０１５年より食事からのコレステロール摂取制限は廃止されました。

遺伝的にコレステロールが高値になる家族性高コレステロール血症の人の場合は別ですが、健常人は卵を1日10個食べてもコレステロール値は上昇せず、脂質異常症にならないという研究もあります。

では、コレステロール値が高い人は、食事制限以外に、どうやってこれを下げたらよいのでしょうか。

コレステロール値が上がり過ぎて治療対象となると、多くの場合、「スタチン」という薬が使われています。しかし、この薬はコレステロールが作られないようにするものであり、作るのを元から制限するのは問題だとする研究者が増えています。

コレステロール値を下げるひとつの方法は、運動です。有酸素運動をしているときは、コレステロールは合成されないので、運動すればコレステロール量をコントロールできることになります。

もうひとつ、私が大いに注目しているのが、食物繊維の摂取です。食物繊維がなぜコレステロール値改善につながるのか――そこには胆汁が関係しています。

胆汁は、肝臓で作られるもので、腸内で食べ物の脂肪や脂溶性ビタミンを吸収しやすいように乳化します。弱アルカリ性であり、膵《すい》液、腸液と共に胃酸の酸性を中和し、腸を弱アルカリ性にするのにも役立っています。

胆汁の成分は、胆汁酸、リン脂質、コレステロール、胆汁色素からなっており、毎日20～30gが腸内に放出されています。コレステロールは毎日作られており、肝臓の酵素の働きにより、その半分が胆汁酸（コール酸）になっています。

胆汁が放出されるのは食後1時間後から2時間後がピークで、腸内に放出された胆汁酸の大半は、回腸で食物の脂質やコレステロールと一緒に再吸収されて、肝臓へ運ばれています。悪玉菌が多い腸内環境ではコール酸がデオキシコール酸に代謝され、同様に肝臓へ運ばれます。

胆汁が放出されたとき、腸内に十分な食物繊維があると、胆汁酸は食物繊維と一緒になり、再吸収されずに体外へ排出されます。こうして胆汁酸の再吸収が少なくなれば、体内のコレステロールも下がるというわけです。

現状では、どうやってコレステロールができないようにするか、その点に気をとられた対策ばかりがとられていますが、食物繊維などを活用し、できてしまったコレステロールを体外に排出する対策を考えたほうがずっとよいと私は思います。

先ほどふれた、スタチンという薬剤には年間3000億円ものお金がつぎ込まれているそうですが、運動をして、食物繊維をしっかりとることに注意するだけなら、そんな大金も必要なくなるはずです。

動脈硬化を進行させる「TNF-α」とは何か！

動脈硬化とは、血管の内壁が厚くなり、しなやかさが失われてしまった状態のことです。いわゆる病名ではなく状態を表している言葉なので、健康診断などでもずばり動脈硬化を判定する検査はあまり行われていません。よほどひどくならない限り無症状のため、気にしていない人もけっこういるようです。

しかし、全身の血液の流れが悪くなる動脈硬化は、老化はもちろん、高血圧症をはじめ、脳梗塞や脳出血、狭心症、心筋梗塞など、中年以降に急増する病気の主な原因になってしまいます。

そして、この動脈硬化こそ、私たちにとってもっとも身近な慢性炎症のひとつです。では、なぜ動脈硬化が慢性炎症といえるのか、順を追って見てみることにしましょう。

動脈硬化にはいくつか種類があるのですが、もっとも多いのが、脂質異常症及び、酸化と糖化と炎症が組み合わさることで生じた、アテローム型動脈硬化です。

まず、血管内のちょっとした傷に、ＬＤＬコレステロールが入り込んでしまったとしましょう。これがやがて酸化して過酸化脂質になると、それをからだに悪いものだと判断したマクロファージが食べにやって来ます。

過酸化脂質を食べたマクロファージはやがてその場で泡沫《ほうまつ》細胞というものになって、血管内に粥状に溜まっていくのです。これが物理的に血液の流れを悪くし、血管の内壁を傷つけ、動脈硬化を進行させます。

この一連の流れを、炎症の観点から、もう少し詳しく見てみましょう。

血管内で過酸化脂質や病原細菌などを食べたマクロファージは、「このあたりに侵入者がいます！」というお知らせを、まわりに発信します。

このお知らせを「サイトカイン」といいます。免疫システムに関係する細胞が作り出すたんぱく質の一種で、「いま、体内で問題が起きているので、我々は○○しましょう」といった指令を、周囲の細胞などに伝達する役割を果たしています。

サイトカインは、現在、数百種類発見されており、その種類によって、発信する指令の内容はさまざまです。ざっくり言ってしまえば、適切な場面で適切な量だけサイトカインが分泌されていれば、私たちの健康は保たれます。

問題は、このサイトカインが出過ぎたり、からだにとってありがたくない働きをしてしまうことがある、ということです。

数あるサイトカインの中でも、覚えておいていただきたいのが、「前炎症性サイトカイン」として知られる、TNF-αです。

実は、このサイトカインの主な指令は、「炎症を起こせ！」なのです。その役割を具体的に言えば、「炎症を誘導するために、血管内皮細胞やリンパ球を活性化し、血管と透過性を高め、細胞の流入を高める。発熱を誘発する」となります。つまり、TNF-αは、「炎症の旗振り役」といえるでしょう。

動脈硬化の場合、血管内で過酸化脂質や病原細菌などを食べたマクロファージが出すお知らせが、まさしく、このTNF-αなのです。

その結果、周囲の細胞などが援軍として集まってくるだけでなく、血管の中を流れている血液細胞の表面と血管の内側の細胞に、それぞれ接着分子という、のりのようなものを発現させてしまいます。

すると、本来であればさらさらと流れていた血液細胞のこの接着分子と血管の細胞の接着分子がくっついてしまい、血管の内側がべたべたになって流れがいっそう悪くなってしまうのです。

もちろん、血中の余分な糖とたんぱく質が結びつくことでできてしまったＡＧＥも、血管内壁を傷つけ、炎症のきっかけを作ります。つまり、動脈硬化は、血管内で酸化・糖化・炎症が互いに影響を及ぼし合いながら、進行していくものなのです。

ところで、ＴＮＦ－α受容体は、舌の味蕾《みらい》細胞にもあります。これは、最近わかったことなのですが、炎症が私たちの味覚に何らかの影響を及ぼしている可能性を示唆しています。たとえば、口内炎などの炎症があるとき、風邪をひいたり胃腸の調子を崩して体調が悪いときなどに味覚がおかしくなるのは、炎症によってＴＮＦ－αが分泌され、それを味蕾にあるＴＮＦ－αの受容体がキャッチしたことによって、何らかの変化が舌で起こっているのではないかと考えられます。

糖尿病も、TNF-αが大きな要因だった

肥満が全身慢性炎症状態であると述べましたが、肥満の人がかかりやすく、もっとも注意すべき病気のひとつが、糖尿病です。そしてこの病気もまた、全身が慢性炎症に陥っている状態といえます。

糖尿病とは、食べ物から取り込んだブドウ糖を、からだの中で正常にエネルギーとして代謝できなくなってしまう病気であり、すい臓で作られるホルモンのインスリンと深い関係にあります。

食事で炭水化物を摂取すると、血液中のブドウ糖濃度、いわゆる血糖値が上昇します。血糖値が高まると、インスリンが分泌され、血中のブドウ糖を、細胞がエネルギーとして使えるように働きます。この流れが正常に行われていれば、血糖値は上がり

過ぎることなく、私たちの健康は保たれます。

糖尿病には、遺伝やウイルス感染などが原因でインスリンが作られなくなってしまった１型と、インスリンがうまく作用しない状態になってしまった２型があり、患者の約９割の人が２型といわれています。

２型糖尿病の原因は、体質などもありますが、炭水化物や甘い物など、糖質が多い食生活を続けているうちに、インスリンが分泌され続けることで、からだがインスリンに慣れてしまい、インスリンの効きが悪くなってしまうこと（インスリン抵抗性）にあります。

そして、インスリン抵抗性を高めてしまうもう一つの大きな要因が、炎症の旗振り役である、ＴＮＦ－αなのです。

細胞の表面にはインスリン受容体がついていて、ここにインスリンがたどり着くと、「ブドウ糖の運び屋であるＧＬＵＴ４を作れ！」という指令が細胞に届きます。すると、この指令によってＧＬＵＴ４という〝運び屋たんぱく質〟が作られ、これが細胞の表面でブドウ糖をキャッチして細胞内に運び、エネルギー源として使われています。

ところがＴＮＦ－αが発信するお知らせには、「インスリンの命令を無視して、ＧＬＵＴ４を作るのをやめるように！」という指令が含まれているのです。

そのため、肥満や脂質異常症の人は、遊離脂肪酸などの刺激によって細胞からＴＮＦ－αが分泌されていると、その影響を受けた細胞は、次第にブドウ糖を取り込めなくなってしまいます。

反対に、「ＧＬＵＴ４を作れ！」という指令になるのが、善玉アディポカインのひとつである、アディポネクチンです。

しかし、肥大化した大型脂肪細胞からアディポネクチンはほとんど分泌されませんから、肥満になると血中のアディポネクチン値が低下し、ＴＮＦ－αによる「ＧＬＵＴ４を作るな！」という指令が優位になってしまいます。

その上、肥満の人は、脂肪組織に特有なたんぱく質で、インスリン抵抗性を誘導するレジスチンという悪玉アディポカインも分泌しています。健康な人の場合、アディポネクチンとＴＮＦ－αの戦いでアディポネクチンが勝利し、しっかりインスリンが効くのですが、肥満になるとこれが逆転してしまうわけです。

糖尿病でとりわけ恐ろしいのは、さまざまな合併症が起きてしまうことです。

通常、血中の糖や遊離脂肪酸は、肝臓に送られて処理されているのですが、糖尿病になってしまうと、血中の糖と遊離脂肪酸の量が増え過ぎてしまい、肝臓で処理しきれなくなります。

処理できなかった糖と遊離脂肪酸は、脂肪となって肝臓にへばりつき、脂肪肝を招きます。こうなると、肝臓の機能が低下し、その影響はいよいよもって全身に及び、脳血管系疾患や心臓病といった、命にかかわる病気へとつながっていくのです。

歯周病も慢性炎症…放っておくと糖尿病や動脈硬化に！

感染症というと、「感染さえしなければ大丈夫」と簡単に思われるかもしれませんが、日本人の成人の多くがすでに感染している病気があります。

それが、歯周病です。

歯周病は、歯周病を引き起こす細菌に感染することで発症する慢性炎症です。歯周病菌にはいくつかありますが、もっとも多いのがジンジバリス菌です。

私たちの生活は歯周病菌であふれているため、ふとしたことで、家族をはじめ周囲の人からうつってしまいます。成人の8割以上が歯周病に感染しているのは、そのためです。

この細菌は、グラム陰性菌という種類に分類されるのですが、グラム陰性菌の細胞壁には内毒素（エンドトキシン）というものがあります。細胞が壊れるときに流れ出た内毒素は、マクロファージなどのトル様受容体ＴＬＲを刺激し、ＴＮＦ-αをばんばん分泌させてしまうのです。

ＴＮＦ-αには細菌をその場に押しとどめ、感染拡大を防ぐ働きもあるのですが、分泌が持続すると、その周辺は炎症が慢性化します。

歯の汚れによりジンジバリス菌が増え、周辺の歯肉に炎症が起こり、やがて出血や腫れが起こりますが、自覚しないと歯周病が進行してしまいます。重症化すると、歯を支える土台が溶けて失われ、歯を支えることができなくなり、歯を失うことになります。

歯周病で歯を失うと、どうしても咀嚼が不十分になり、消化吸収にも支障が出て、全身にさまざまな影響を及ぼします。実際、自分の歯がたくさん残っている人ほど、健康寿命が長いこともわかっています。

私自身、50歳代に忙しいこともあって、あまり歯に気を遣ってこなかったため、気が付いたら歯周病になって、奥歯が抜けてしまったことがあり、今ではとても後悔しています。

日本では、1989年から、「80歳で歯が20本以上ある人の割合を、国民の『50％以上』にする」という目標が掲げられ、8020運動が推進されています。開始当初はわずか7％という割合でしたが、昨年（2016年）に51・2％となり、目標を達成しました。しかし、それでもまだ半数近くの人は、80歳になる頃には多くの歯を失っていることになります。

歯周病が恐ろしいのは、それが口の中だけの問題ではないことです。

先述した通り、歯周病を治療せずに炎症が続くと、TNF-αの分泌によりインスリンの効きが悪くなり、糖尿病を発病したり、糖尿病の症状が悪化したりすることがわかっています。インスリン抵抗性が上がってしまったことで、無理に血中にたくさんインスリンを分泌した人は、20年後の生存率が低いという報告もあります。

反対に、歯周病を治療すると、炎症が抑えられ、糖尿病の指標である糖化ヘモグロビンのHbA1cも改善します。

なお、最近では、歯周病になると歯肉に傷がついて歯周病菌が体内で増殖し、内毒素が炎症性サイトカインのＴＮＦ－αを出すために動脈硬化を起こしやすいこともわかってきました。

また、増殖した歯周病菌が心臓の内側の膜（心内膜）や弁膜に感染して炎症を起こすことも判明しています。

歯周病という身近な慢性炎症を極力予防することが、健やかな人生につながっていると言って、過言ではないのです。

脂肪や糖が、肝臓の慢性炎症の引き金になる

肝臓の病気といえば、まず、脂肪肝炎が有名でしょう。これは、肝臓に脂肪がついて慢性炎症を起こしている状態ですが、一般的に、アルコールをたくさん飲む人がなるものと、とらえられているようです。

確かにアルコールの多飲は肝臓の炎症＝アルコール性脂肪肝炎を招きますが、近年、アルコール性ではない脂肪肝炎＝非アルコール性脂肪肝炎が増えており、近い将来、深刻な社会問題になると、多くの研究者たちが警告しています。

実際には、アルコールをほとんど飲まない人でも脂肪肝になることがあり、これを非アルコール性脂肪疾患（non alcoholic fatty liver disease: 略称ＮＡＦＬＤ）といいます。ＮＡＦＬＤの多くは良性の経過をたどるのですが、そのうち約10％は、肝

炎、肝硬変、肝臓ガンへと進行する可能性のある、非アルコール性脂肪肝炎（non alcoholic steatohepatitis: 略称ＮＡＳＨ）になってしまうのです。

アルコールに替わって脂肪肝の原因となるものと考えられているのが、余分な脂肪と糖です。つまり、脂肪の多い揚げ物やハンバーガー、甘味料がたっぷり入った飲み物、高カロリーのお菓子などがいつでも好きなだけ食べられる現代の環境が、非アルコール性脂肪肝炎の人を増やしているのです。

高脂肪食や甘い物を食べ続けていると、やがてインスリン抵抗性が高まり、糖尿病、脂質異常症、肥満などになります。エネルギーとしてうまく使われなかった血中のブドウ糖の処理能力を超えた分は脂肪となって肝臓に溜まっていき、脂肪肝を引き起こすのです。

さらに、脂肪が増えていくことで、からだ中に遊離脂肪酸があふれ出し、肝臓の貪食《どんしょく》細胞であるクッパー細胞が刺激を受けることで、ＴＮＦ－αが大量に発生します。すると、好中球やマクロファージが集まって来て、炎症はさらに激しくなります。

特に、好中球はそこで死んでいくときに「ＮＥＴｓ」という有毒な分子群を放出します。これは、細菌を殺す好中球の最後の必殺技なのですが、そこに細菌がいなければ、肝臓の細胞や組織を破壊してしまいます。これぞ、慢性炎症の最たるものです。その上、肝炎でTNF-αが出続けると、その影響でインスリン抵抗性はますます強くなり、糖尿病も進行します。実際、糖尿病と肝臓病は密接な関係にあり、糖尿病患者の8人に1人が肝臓ガンや肝硬変で死亡しているのです。

今のところ、肝炎の約8割はウイルスが原因で起きています。しかし、B型肝炎にはワクチンがあります。C型肝炎は感染者の多くが40歳以上で、かつ、新薬も開発されたので、今後、ウイルス性の肝炎は減っていくと予想されています。これとは反対に、高脂肪食と甘い物の食べ過ぎは、この先そう簡単に減るとは思えません。そのため、非アルコール性の脂肪肝炎が増えていくことが懸念されているのです。

先述した通り、恐ろしいことに、NASHになると、一部の人はそれがきっかけで肝硬変や肝臓ガンになることもあるとわかっています。

高脂肪食や甘い物の食べ過ぎは、腸内環境を確実に悪くします。腸内細菌について詳しくは第3章で述べますが、よく知られているように、いわゆる善玉菌、悪玉菌、腸の状態によってどちらにもなる日和見菌の大きく3種類があり、悪玉菌が増えると、私たちの想像以上に大きな影響をからだ中に与えます。

高脂肪食や甘い物を食べ過ぎると、日和見菌のバクテロイデスが激減し、悪玉菌のクロストリジウム属細菌が増えます。そして、油の吸収を高めるために作られた胆汁酸が悪玉菌によってデオキシコール酸に代謝されます。悪玉菌が多い環境でできたデオキシコール酸が肝臓に届くと、肝臓の正常細胞の遺伝子に変異を与え、これがきっかけで単純な脂肪肝炎から肝硬変や肝臓ガンになると考えられているのです。

炎症というと、どうしてもウイルスや感染症によるものをイメージしがちですが、衛生状態がよくなった現代では、むしろ脂肪や糖が慢性炎症の引き金になっていることを意識して、やはり食生活には十分に注意する必要があるのです。

増加が懸念される慢性炎症、慢性閉そく性肺疾患と間質性肺炎

非アルコール性脂肪肝炎同様、今後、世界的に増えると心配されている慢性炎症が、慢性閉そく性肺疾患と間質性肺炎です。

慢性閉そく性肺疾患（Chronic Obstructive Pulmonary Disease）とは、かつては慢性気管支炎や肺気腫と呼ばれていたもので、現在では、英語の頭文字をとって、COPDと呼ばれています。たばこの煙などの有害物質によって、少しずつ肺胞が破壊され、せき、たん、息切れなどが起こる病気です。

患者の約9割は喫煙者で、かつて「たばこ病」とも呼ばれていました。そのため、COPDは、生活習慣病のひとつにも数えられています。高齢で喫煙している人の2人に1人はCOPDになるともいわれており、2015年の統計では、日本人の死因

の第10位に入っています。

ＣＯＰＤの最大の原因は喫煙ですが、それ以外でも、さまざまな有毒ガスや微粒子、ＰＭ２・５といった環境汚染物質によっても発症します。これら有害物質によって過酸化物質が発生し、肺の細胞が小さな炎症を繰り返すうちに悪化していきます。やがては肺に弾力性がなくなり、空気がうまく吐き出せなくなってしまうのです。

一方、間質性肺炎は、肺胞や肺の小葉を囲む壁、または肺全体を包んでいる膜に生じる炎症であり、気管支や肺胞腔内に炎症が起きる、いわゆる肺炎とは異なります。

肺炎は、主に細菌やウイルスによって発症しますが、間質性肺炎は、カビ、金属、石綿などの粉、抗ガン剤、抗生物質、一部の漢方薬などが原因で起きると考えられています。自己免疫疾患のひとつである膠原《こうげん》病に伴って起きることもあります。

しかし、実際には患者の約６割は原因不明で、これを「突発性間質性肺炎」といい、国も難病に指定している、大変厄介な病気です。

間質性肺炎になると、炎症が起きた部分にコラーゲンを作る細胞が現れ、肺の線維化が起こってきます。線維化した肺の組織は弾力を失い、肺の空気交換が十分にできなくなります。しかも、一度線維化してしまった部分は、もう二度と元に戻りません。結局、慢性閉そく性肺疾患も間質性肺炎も、有害物質を体内にとりいれないようにし、炎症を鎮めるためにステロイド剤などを使うといった治療を行うしかないのですが、私は、日々の食事にポリフェノールを積極的にとりいれることで炎症を起きにくくすれば、症状が緩和される可能性があると考えています。

ここで、実際にあった私の友人の例を紹介しておきましょう。間質性肺炎の進行状況を測るために、血液中のKL6というたんぱく質の一種を測る検査があり、この値が1000を超すと、1年半以内の生存率が3割といわれています。間質性肺炎になってしまった私の友人は、KL6の値が1000どころか振り切れてしまい、何度か入院し、ステロイド剤もたくさん使っていました。ところが、彼女がポリフェノールを食品からたくさんとりいれたところ、KL6は700近くまで落ち、ステロイド剤の使用量も減り、普通に近い生活が送れるところまで回復したのです。

なお、動物実験においては、ぶどう種子エキスが、肺の線維化を抑制したという報告もあり、その抗炎症作用に、大いに注目が集まっています。

腸の慢性炎症〝腸漏れ症候群〟は、全身に影響を及ぼす

「リーキーガット症候群」という言葉を、聞いたことはあるでしょうか。

健康診断では問題ないけれど、いつもお腹の調子が悪い、なんとなくだるい、気持ちが重い、アレルギー症状があるといった不調を抱えている人は、もしかしたらリーキーガット症候群かもしれません。

近年、医学界で注目を集めている問題で、英語ではLeaky Gut syndromeと書きます。直訳すれば、漏れている腸。日本では正式には「腸管壁浸漏症候群」といい、一般的には「腸漏れ症候群」と呼ばれています。

実は、この腸漏れ症候群は、腸管が慢性炎症に陥っている状態です。腸から栄養が吸収されづらくなり、バクテリアやウイルス、化学物質、汚染物質など、からだによ

くないものがどんどん腸管から漏れ出て、体内に流れ込んでしまうのです。

こう書くと、まるで腸に穴が開いて、そこから内容物が腹の中に漏れている様子を連想する人もいますが、そうではありません。

もともと腸は、からだに悪影響を及ぼすものが体内に入り込まないように、上皮細胞同士が強固に密着して隙間がない壁を作っています。この密着結合をタイトジャンクションと呼んでいます。栄養素の吸収と病原体の侵入を防ぐバリア機能を持ち、腸壁を保護する分厚いムチン層や抗菌ペプチドを分泌しています。

ストレスなどによって、腸が炎症を起こすと、タイトジャンクションの結合が弱まってすき間ができます。そこを通ってからだに悪影響を及ぼすものが腸管の血管内に入り込み、血液へと流れ込むことで全身に回ってしまうのです。要するに、からだにもともと備わっていたバリア機能がすっかり弱まってしまうわけです。

こうなると、便秘や下痢などを起こしやすくなるのはもちろん、やがてその影響は全身に及びます。血液に流れ込んだ細菌や真菌（カビ）、化学物質などが肝臓にたどり着き、まず肝機能が落ちます。さらに人によっては、アレルギー疾患や関節炎、疲労感やうつ、頭痛、肥満などが表れてくるのです。

また、本来はからだに無害な食べ物の成分も、腸管の血液に流れ込んでしまうことで、問題を引き起こします。免疫機能が異物とみなして反応し、アレルギー疾患や自己免疫疾患の原因となることがあるのです。実際、腸漏れ症候群の人には、アトピー性湿疹をはじめ、アレルギー疾患の人が多いことがわかっています。

腸漏れ症候群はアメリカなどでは非常にポピュラーであり、腸内細菌を整えるなどの対策をとる人も増えているのですが、日本ではまだそれほど知られていないため、「自分には関係のない話」と思われるかもしれません。しかし、腸は臓器の中でも老化しやすく、長年生きていれば、どうしても少しずつ腸管は劣化していきます。40歳以上であれば、腸漏れ症候群になっている可能性は決して低くはないのです。

現在、腸漏れ症候群かどうかを調べる血液検査は保険適用外であり、行っている医療機関も少数です。ですから、今のところ、腸漏れ症候群かどうかを確認するには、自分の状態をチェックして判断するしかありません。下痢や便秘、膨満感などの症状があり、アレルギー疾患や関節炎などがある方は、注意したほうがよいでしょう。

アルツハイマー病が、〝脳の糖尿病〟と呼ばれるワケ

慢性炎症のおおもとともいうべき、TNF-α。最近の研究で、さまざまな病気の発症に大きく関係していることがわかってきました。

認知症の半分以上を占めるアルツハイマー病も、例外ではありません。

脳内で、マクロファージに似た働きをしている貪食細胞がミクログリアです。ミクログリアは、AGEやある種の細菌などによって刺激を受けると、炎症の旗振り役であるTNF-αを分泌してしまいます。

TNF-αの指令を受けた脳細胞はインスリン抵抗性を引き起こし、ブドウ糖をしっかり取り込めなくなります。

そして、ブドウ糖を取り込めなくなった脳細胞は、エネルギー不足を起こし、傷つ

いていくのです。

アルツハイマー型認知症の原因はまだはっきりとは解明されていませんが、脳内に増えていくアミロイドβというたんぱく質の一種が問題であるというのは、第1章でもふれた通りです。

まず、アミロイドの前駆体（前の状態）であるたんぱく質が酵素によってアミロイドβという断片になります。これがGM1ガングリオシドという糖脂質に結合して積み重なっていくことで、アミロイド線維が沈着した「老人斑」が脳内に形成されていき、やがて認知症状を引き起こします。

また、脳内が高血糖の状態になると、AGEができやすくなります。その影響を受けて脳内のミクログリアが活性化され、炎症性サイトカインのTNF-α、IL-1β、IFNγが作られます。このため、脳の細胞はインスリン抵抗性になり、ブドウ糖をエネルギー源として細胞内に取り込めなくなります。脳内が糖尿病になってしまうのです。

つまり、アルツハイマー病を予防するには、糖尿病予防同様、血糖値が上がらないようにすることがとても大切です。

糖の代わりに、ケトン体を摂取して脳のエネルギー源とするという方法も提唱されているようですが、ケトン体を摂取することよりも、まずは糖のとり過ぎに注意することのほうが重要でしょう。

なお、ビタミンDが不足すると、アルツハイマー病や認知症になりやすいという考えが国際学会で認められており、一般的になってきています。年をとると、どうしてもビタミンDが不足しがちです。ビタミンD不足を解消するための習慣を第4章（128ページ）で紹介しているので、ぜひ参考にしてください。

ガン細胞の発生・増殖に、慢性炎症はどうかかわっているのか

人間のからだでは、毎日およそ５０００個のガン細胞が発生しているといわれていますが、免疫細胞が働き、ガン細胞を除去してくれています。

なぜ細胞がガン化するのか、その原因は未だはっきりとはわかっていませんが、遺伝子ＤＮＡにエラーが起き、それによって遺伝子の変異が繰り返されることで起きると推測されています。

通常であれば、ＤＮＡは一度傷ついてもすぐに修復されますが、傷ついたＤＮＡが修復されるタイミングと、新たな細胞が生まれる細胞分裂のタイミングが重なると、ＤＮＡにエラーが起きるらしいことがわかってきたのです。

正常な細胞には寿命があり、適度な期間で細胞が死に、適度な数で細胞が生まれて

きます。ところが、ガン細胞になると「不死化」します。だから、栄養さえあればとめどもなく増殖を続けてしまうのです。そして、増殖したガン細胞は転移や浸潤という過程を経て、やがて全身に広がっていきます。

第1章でもふれた通り、ガンの発生には、感染症や慢性炎症がかかわっています。そもそも私たちの体内で慢性炎症が起こると、免疫細胞が集まってきて、次いで線維芽細胞が増殖し、血管新生が起きてきます。

ガンの組織でも似たような状態が認められています。そして、TNF-αをはじめ、ガン細胞が作るいろいろな因子が働き、マクロファージや未熟な骨髄細胞が集まって、ガン細胞の浸潤、悪性化、転移が起きてくるのです。

もともと私たちのからだは、ガン細胞の増殖を防ぎ、転移を抑制する酵素を作り出して、ガンの増殖に対抗しています。健康であれば、この酵素がしっかり働くことで、ガン細胞は大きくなる前に撃退されます。しかし、何らかの要因によって酵素がちゃんと作られなくなってくると、やがてガンが育ちはじめます。

酵素が作られなくなる理由のひとつが、血液中の余分な糖です。なぜなら、酵素はたんぱく質でできているので、そこに糖があると結合して糖たんぱく質のAGEになってしまうからです。

しかも、AGEはマクロファージを刺激しますから、TNF−αが分泌されることで、さらに炎症が拡大し、誕生したガン細胞を撃退することができず、増殖を許してしまうことになります。

また、ガンの場合、TNF−α以外にも、大きな影響を及ぼしているサイトカインがあります。血管内皮細胞増殖因子と呼ばれている、VEGFです。このVEGFというサイトカインの主な指令は、「新しい血管を作れ！」です。

ガン細胞は増殖するために栄養が必要です。ブドウ糖をはじめ、栄養は血液に含まれているので、ガン細胞は勝手に新たな血管を作りはじめようとするわけです。血管新生によって栄養が確保できると、ガン細胞は転移をはじめます。さらにVEGFは、ガンの転移にもかかわっています。

なお、ガンの末期になると、食べても食べてもどんどん痩せてしまう「悪液質カヘキシー」という状態になることがありますが、これは、全身がひどい炎症を起こしている状態にほかなりません。

悪液質カヘキシーを誘導する分子はＴＮＦ－αそのものなのです。ＴＮＦ－αの影響でブドウ糖の運び屋であるＧＵＬＴ４が作られなくなって、糖尿病の状態に陥ります。このため、普通の細胞はブドウ糖を取り込めなくなり、筋肉などがどんどん落ちていくのです。

ところが、炎症になっても、ガン細胞のためのブドウ糖の運び屋であるＧＵＬＴ１は作られ続けるため、ガン細胞がブドウ糖を独り占めして、増殖を続けます。

ほかにも、ＩＬ－１β、ＩＬ－６といった炎症性サイトカインも大量に分泌され続けることで、全身の炎症は悪化していきます。

ですから、ガンの増殖を防ぐには、ガンを兵糧《ひょうろう》攻めにすることが重要です。

ひとつの方法が、糖質制限やプチ断食です。自分のからだを維持するのに必要最低限のブドウ糖は必要ですが、ガン細胞が増殖するのに使うブドウ糖を遮断するという考え方です。

また、ガンがブドウ糖を独り占めして増殖しないように、インスリン抵抗性を防ぐアディポネクチンや、インスリンの分泌を促すインクレチンを体内で作らせることも必要です。

アディポネクチンを増やすには、大豆食品や青魚をしっかり食べ、運動をして内臓脂肪を落とすことが効果的なようです。

インクレチンを増やすには、腸内細菌を整えることが大切です。こちらは、第5章（181ページ）を参考にしてください。

さらに、ビタミンD欠乏症ではガンになりやすいこともわかってきました。ガンにならないためにも、ビタミンD不足に注意するようにしましょう。

ガンは生活習慣に大きな影響を受けている

細胞がガン化する理由はまだ完全には解明されていないとはいえ、私たちが思っている以上に生活習慣がその要因になっていることは間違いありません。

実際、ガンになる原因として、喫煙が30％、成人期の食事・肥満が30％、運動不足が5％、飲酒が3％、放射線・紫外線が2％、環境汚染・カビ毒・アスベストが2％、食品添加物が1％、という報告があります。

生活習慣による原因が7割近くを占めており、特に、喫煙と生活スタイルの影響は大です。

たとえば、喫煙による酸化ストレスが細胞の遺伝子ＤＮＡに変異を与え続けることは、大きな要因のひとつです。

喫煙といえば肺ガンが思い浮かぶかもしれませんが、喫煙による影響は全身に及ぶため、ほぼ全身でガンのリスクが上がっていると考えられます。

食習慣や生活習慣の乱れが続いて肥満になれば、さまざまな慢性炎症が起こるため、これもガン化の要因になります。

たとえば、肥満で肝臓が非アルコール性肝炎になると、炎症が起き、デオキシコール酸によって遺伝子に変異が起って肝ガンになると考えられています。

みなさんは、「エピゲノム」という言葉をご存じでしょうか。

わかりやすくいうと、エピゲノムとは、遺伝子そのものに変異がないのに、いろいろな環境因子の影響で、遺伝子の働きに異常が起きることをいいます。

からだによくない生活習慣を続けることでエピゲノムに異常が起こると、本来働くべき遺伝子が働かなくなってしまいます。正常であれば働くはずのガン抑制遺伝子が働かなくなり、ガン化が起こりやすくなるのです。

つまり、食生活や生活習慣を整えることは、慢性炎症を防ぐだけでなく、ガン予防にもつながっているということです。

病原体などに感染し、慢性炎症に陥るケースも

ここまで、主に、酸化と糖化が深く関係している慢性炎症をとりあげてきましたが、感染症による慢性炎症にもふれておきましょう。

感染症とは、細菌、真菌、ウイルス、寄生虫などの病原体に感染したことで起こるさまざまな反応（病気）のことで、通常、炎症を伴います。一過性の急性炎症で済むものもあれば、体内に病原体が棲みつき、長い間炎症を繰り返す慢性炎症になってしまうものもあります。

私たちにとってもっとも身近な感染症のひとつが、歯周病でしょう。いわゆる風邪、はしかや風疹はもちろん、ミュータンス菌の感染で起こる虫歯もそうですし、副鼻腔炎、咽頭炎、気管支炎、結核、盲腸、B型肝炎、C型肝炎、ピロリ菌による胃炎、膀

胱炎、まだまだあります。

結核も細菌感染による病気です。結核菌は細胞内に寄生する細菌であり、抗体で殺すことができないタイプの細菌です。このため、かつて結核は世界中で猛威をふるっていたのです。

結核菌の感染力は非常に強く、保菌者は結核菌を咳として放出すると、そこに10人いたとすると、全員が感染します。しかし、発症するのは10人に1人程度であり、感染したからといって、すべての人が結核になるわけではありません。栄養状態が悪かったり、ビタミンDが不足していると発症しやすくなります。

ところで、細菌感染による炎症の話が出たところで、感染によって引き起こされる恐ろしい全身的な炎症の、敗血症に少しふれておきましょう。

敗血症とは、たとえば連鎖球菌、大腸菌、肺炎菌などに感染したとき、マクロファージなどの細胞がTNF-αやIL-1といったサイトカインを大量に分泌することで、全身がひどい炎症状態に陥ってしまう病気です。

高熱あるいは低体温、倦怠感、鈍痛などの症状に襲われ、ひどくなると意識障害が起きます。発病すると致死率は約3割と高く、とても恐ろしい感染症といえます。

あまり身近にある病気と感じられないかもしれませんが、敗血症を引き起こす細菌は私たちの身のまわりに常に存在しています。風邪や肺炎、歯周病などになっている人、外傷を負った人が、免疫力が落ちると発症することがあるのです。重症化すると、全身で炎症反応が起き、あちこちに血栓ができたり、多臓器不全に陥り、最悪の場合は死に至ります。

この通り、敗血症は全身で起こる急激な炎症ですが、炎症の怖さを知っていただくために一例として紹介しました。炎症とは、私たちの健康を守るものであると同時に、命を失う原因にもなり得る、とても強い力を持った〝諸刃の剣〟なのです。

第3章

「慢性炎症」が老化を加速する

「老化細胞」の蓄積が、からだをジワジワ蝕んでいく

これまで述べてきた通り、慢性炎症は、急性炎症に比べると痛みや腫れなどの症状がはっきり表れないことも多く、本人が気づかないうちにジワジワとからだを蝕んでいきます。

その代表が、老化細胞による慢性炎症でしょう。

これは、酸化や糖化、病原細菌などによる刺激で起こる炎症ではなく、細胞そのものの老化によって起こる炎症です。

細胞は、一定の分裂増殖を繰り返したあとで分裂を停止しますが、近年、こうした細胞を「老化細胞」と呼び、老化細胞の蓄積が人の老化の主な原因と考える「細胞老化仮説」が提唱されるようになってきました。

この老化細胞は、普通の細胞のように死なずにからだの中で長時間存在し続け、周囲に炎症性サイトカインなどを分泌してしまうのです。

老化細胞は加齢とともに体内に蓄積していき、老化はもちろん、さまざまな病気を引き起こす原因になっていると考えられています。

最終的には、この老化細胞も死を迎えるのですが、その際、大量のサイトカインなど内容物を流出させてしまうため、まわりの細胞に悪影響を及ぼし、さらに炎症が広がることになるのです。

まさに、自覚症状のない慢性炎症の典型です。

実際、マウスによる実験では、老化細胞を除去することで、臓器・組織の機能が改善したことが報告されています。

つまり、老化細胞をできるだけ減らすことが、慢性炎症を防ぎ、老化や病気を防ぐことにつながるのです。

老化細胞についてはまだ研究がはじまったばかりで、不明な点も多いです。しかし、慢性炎症と老化の間に深い関係があることだけは、はっきりしたといえるでしょう。

シミやシワは肌の慢性炎症である

老化といえば、やはり気になるのは〝見た目〟。

たとえ健康診断で特に問題がなく、体力的にそれほど衰えていなかったとしても、顔にシミやシワがたくさんあると、どうしても人は老けて見えてしまうものです。

よく知られているように、シミやシワの最大の原因は紫外線です。

紫外線を浴びたことによってシミやシワが起きる仕組みを詳しく見てみると、そこには酸化と糖化が深くかかわっており、どちらも肌の慢性炎症の結果だということがわかります。

シミは、紫外線のうち波長が短いＵＶＢが表皮のメラノサイトを刺激することをきっかけに発生します。

メラノサイト（色素細胞）とは、褐色の色素であるメラニンを作り出す細胞で、本来は適度なメラニンを発生させることで、紫外線が肌の奥まで入り込んでしまうことをブロックし、肌を守ることに貢献しています。

しかし、UVBをたくさん浴びると、肌の中には一重項《いちじゅうこう》酸素という活性酸素ができてしまいます。すると、メラノサイトはこの活性酸素に刺激され続けることで、メラニン生成を促すサイトカインを発生させます。その結果、過剰なメラニンができ、やがて沈着してシミとなってしまうのです。

さらに、近年の研究により、シミは紫外線だけでなく、肌に蓄積したAGEによっても引き起こされることがわかってきました。

血糖値が高いことで、体内で生まれたAGEが肌の表面の角化細胞に留まると、これが常にメラノサイトを刺激し続けることでサイトカインの分泌を促し、やがて過剰に出続けたメラニンが定着してしまうのです。

シワも、実は紫外線と糖化の影響が大きいのですが、シワを発生させる紫外線は、主にUVBではなく、UVAです。こちらは波長が長いため、肌の奥の真皮にまで届き、肌組織にダメージを与えるのです。

肌のハリは、主にコラーゲンとエラスチンという2種類のたんぱく質、そして保水力を発揮するヒアルロン酸によって保たれています。そして、これらすべてを作り出しているのが、肌の真皮にある線維芽細胞《せんいがさいぼう》です。

つまり、肌にハリがあるということは、主に線維芽細胞が元気に働いてくれているおかげなのですが、UVAが真皮にまで届いてしまうと、そこに活性酸素が作られてしまい、線維芽細胞を刺激することで炎症が発生します。これによって線維芽細胞がダメージを受け続け、やがて肌の弾力が失われていくのです。

糖化の肌への影響は、もっと直接的です。

もともと肌は、網の目のように絡み合うコラーゲンを、ところどころエラスチンが支え、架橋と呼ばれる構造を保つことで、弾力のある状態になっています。

しかし、体内で生まれてしまったAGEは、このコラーゲンやエラスチンに直接くっつくことで架橋構造の柔軟性を奪い、がちがちに固めてしまいます。その結果、肌の弾力性が失われ、シワが刻まれやすくなるのです。

さらにＡＧＥは、真皮内の細胞を刺激することでＴＮＦ－αを分泌させ、周辺に慢性炎症を引き起こします。当然、長い間に真皮の細胞はダメージを受け、肌の若々しさは失われていくことになります。

普通、生まれたばかりの赤ちゃんは、酸化の影響も糖化の影響も受けていないので、肌に炎症などなく、当然、シミもシワもまったくありません。しかし、長年生きていると、酸化による〝サビ〟と糖化と炎症による〝コゲ〟が肌に溜まっていくため、シミやシワが増えていくことになります。

シミやシワを防ぎ、見た目を若く保つためには、炎症が起きにくい生活を心がけることが、やはり大切なのです。

糖化による慢性炎症で、骨が弱くなる

年齢が上がってくると、誰しも骨が弱くなっていきます。特に、高齢者世代になると、ちょっとしたことで簡単に骨が折れてしまう人が急増しますが、一体、なぜでしょうか。実はここにも、慢性炎症が関係しています。

骨が弱るといえば、日本では、長年にわたって「カルシウム不足」という図式が信じられてきました。骨を強くするためには、カルシウム摂取の重要性ばかりが強調されてきたのです。

もちろん、健やかな骨を保つためにカルシウムが必要なのは確かですが、加齢とともに骨が弱くなる原因は、実はほかにもいくつかあります。

そのひとつが、糖化による骨の慢性炎症です。これが起きると、カルシウムが十分

にある骨でも、とても骨折しやすい状態になってしまうのです。

骨の慢性炎症の仕組みは、糖化が肌コラーゲンの構造に与える影響と似ています。もともと骨が簡単に折れないのは、硬いからではなく、しなりがあるからです。そして、このしなりを作っているのが、骨の中にあるコラーゲンです。

しかし、AGEが骨のコラーゲンと結合してしまうと、骨はがちがちに固まって、しなりが奪われます。こうなると、ちょっとした衝撃でも、骨はポキリと折れやすくなってしまうのです。

骨が弱くなれば、姿勢も崩れ、からだの動きが悪くなります。特に、大腿骨《だいたいこつ》が折れると、それをきっかけに寝たきりになってしまう高齢者も少なくありません。

私たちが健やかなからだを保ち続けるためには、骨が元気であることが、やはり必須条件です。そのためには、カルシウムの摂取だけではなく、糖化による炎症の問題にも注意することで、丈夫で折れにくい骨を保ち続ける必要があるでしょう。

また、骨についてはビタミンD不足も深く関係していますが、これについては、第4章で解説します。

膝の関節痛をもたらす、慢性炎症の悪循環

若い人にはほとんど起きないけれど、50代以降になるとどんどん増えていく悩みに、関節痛があります。

中でも、多くの高齢者が経験することになるのが、膝の関節痛でしょう。

膝関節の痛みにはいくつかの原因がありますが、もっとも多いといわれているのが、変形性膝関節症です。60歳を過ぎたころから急激に増え、特に女性は80歳を超えるとほとんどの人が多かれ少なかれこうした症状を抱えているようです。膝が痛くなると、歩くのが億劫になり、活動量が減ります。するとこれがますますからだを不健康にし、老化と病気を招くことになってしまいます。

変形性膝関節症というと、文字通り膝の骨や軟骨が変形し、それがぶつかり合って

痛みを発していると思われることが多いようですが、実際には違います。なぜなら、骨と軟骨には神経がないため、それ自身が変形しても、ぶつかり合っても、それだけでは人は痛みを感じることはないからです。

実は、変形性膝関節症は慢性炎症の最たるものであり、膝の痛みは、膝で炎症が起きたために発生しているものなのです。

膝関節の骨は大腿骨と脛骨《けいこつ》（すねの骨）で、関節部分は関節包という包みで覆われ、その中には関節の動きを滑らかにする滑膜や関節液が入っています。

この部分に負荷がかかり続けると、長年の間に骨の先にある軟骨はすり減っていきます。すると、軟骨の細かな削りカスが関節包の内側で滑膜を刺激し、そこに炎症が起きてしまいます。

炎症が起きれば、関節の周囲が腫れ、熱を持ったり、痛みが発生したりすることは、改めて説明するまでもないでしょう。

また発生している問題を修復するために集まってきた体液などによって、関節液がどんどん増えることもあります。膝関節痛で「水が溜まっている」という状態は、つまり、炎症の結果なのです。

通常であれば、炎症が起きることでその部分の組織が修復され、問題は解消し、腫れも痛みも消えます。しかし、変形性膝関節症の人は、その状態が治らないままにさらに膝に負担をかけることで軟骨の削りカスを発生させ続けることになります。そしてそれがまた、新たな炎症を呼ぶという悪循環を起こしているのです。

なお、変形性膝関節症になる人の大きな要因のひとつに、肥満があります。第2章で述べた通り、肥満の人はからだ中で炎症が起きやすい状態になっていますから、なおさら膝関節が慢性炎症を起こし、痛みが発生しやすくなります。

変形性膝関節症を防ぐには、肥満などの要因を解消し、膝の周りの筋肉をつけるなどして、膝の軟骨がすり減らないようにするしかありません。

体重を減らし、炎症が起きにくい免疫力のあるからだを保つことで、少しでも炎症を軽くすることはできるでしょう。

誰もが脳の炎症を繰り返し、確実に老化していっている…

第2章で、「アルツハイマー型認知症は、脳内の慢性炎症である」と述べました。

この病気の原因ははっきり解明されていませんが、脳内で炎症が繰り返されるうちにDNAが傷つき、それが原因で増えたアミロイドβというたんぱく質が問題なのではないかと考えられています。

ですから、脳内でアミロイドβが明らかに増え、認知症の症状が出ていたら、アルツハイマー病を発症している可能性があるわけですが、そこまで至っていなかったとしても油断は禁物です。

なぜなら、私たちの脳は、炎症を繰り返すことで確実に老化しているからです。

実際、どんなに健康的な生活を送っていたとしても、脳内の貪食《どんしょく》細胞であるミクログリアは、日々発生するＡＧＥや活性酸素の刺激を受け続けています。すると、ミクログリアは炎症の旗振り役であるＴＮＦ－αを分泌し、その指令を受けた脳細胞はインスリン抵抗性を引き起こします。こうしてブドウ糖を取り込めなくなった脳細胞は、エネルギー不足を起こして傷ついていきます。

つまり、たとえアミロイドβの蓄積がなかったとしても、年を追うごとに脳内で炎症が繰り返され、確実に脳がダメージを受けていることに変わりはないのです。

このような脳内の炎症は誰にでも起きていることであり、要するに「脳の老化」です。こうした脳の老化がどこまでどんな影響を脳に及ぼしているのか、まだあまりはっきりとはわかっていません。

脳の老化が進めば、脳の機能が落ちることは考えられます。しかも、ただでさえ加齢とともに脳細胞はどんどん死んでいきますから、こうしたことが複合的にからみあって、記憶力や集中力などに影響を及ぼしている可能性は考えられます。

少なくとも、糖尿病とアルツハイマー型認知症の間に深い関係があることは判明していますから、日々の食事で糖質のとり過ぎに注意し、脳内の糖化の影響を抑えることが、結局、脳の老化防止につながることは間違いありません。

なお、糖質に替わる脳のエネルギー源としてケトン体に注目が集まっています。ケトン体とは、体内で脂肪が分解されるときにできるもので、確かに脳のエネルギー源になり得ます。そのため、ケトン体の原料となる中鎖脂肪酸を多く含むココナッツオイルなどを食事から摂取することが勧められているようです。

しかし、中鎖脂肪酸をとり過ぎるとケトン尿症といった命にかかわる病気を起こす危険性もあるので、私はお勧めできません。

それよりは、糖質のとり過ぎに注意した上で、フラボノイドやビタミン類など、炎症を抑える成分を日々の食事から摂取することで、脳がブドウ糖をしっかり取り込めるようにしたほうがよいと思います。

実際、アルツハイマー病モデルのマウスにケルセチンというフラボノイドを3か月間与えたところ、アミロイドβの蓄積が軽減され、学習や認知機能が高まったという研究報告もあるのです。また、ぶどうに含まれるポリフェノールにもアルツハイマー病に効果があることが報告されています。

精力減退も、慢性炎症の影響を受けている

脳や血管で炎症が繰り返されると、その影響は思わぬところにも表れます。

そのひとつが、精力減退です。

女性はあまり気にならないかもしれませんが、男性の場合、勃起障害という目に見える形で表れるため、悩んでいる人も少なくありません。

勃起するためには、脳内で男性ホルモンであるテストステロンが十分に分泌されることと、ペニスの血管が十分に広がって血液がしっかり行き渡る必要があります。

テストステロンは脳から出る指令を受けて睾丸で作られていますが、その指令となるのが、脳の視床下部という部分から分泌される性腺刺激ホルモンです。

ですから、加齢により睾丸の機能が衰えている場合はもちろんですが、脳の機能が

落ちて性腺刺激ホルモンの分泌が減った場合も、テストステロンの分泌量は減ってしまうのです。

この仕組みは、女性でも同じことがいえます。女性の場合、有名な女性ホルモンであるエストロゲンは、性腺刺激ホルモンの分泌を受けて卵巣で作られています。通常、加齢による卵巣の衰えでエストロゲンの分泌量が減ってくるわけですが、男性同様、脳の機能が落ちて性腺刺激ホルモンの分泌量が下がれば、やはりエストロゲンの分泌量も減ってしまいます。

さらに、男性の場合、血管の慢性炎症ともいうべき動脈硬化が進んでいると、血液が十分に行き渡らなくなるため、勃起障害が起きてきます。

実際、いわゆる朝立ちは、男性にとって、心臓血管系の健康状態のバロメーターといわれています。40代で週に1度も朝立ちがない場合は、動脈硬化が進んでいる可能性があるので、一度医療機関を受診したほうがよいでしょう。

このように、慢性炎症と老化と病気は、実に複雑に絡み合いながら加齢とともに少しずつ進行していくのです。

あちこちで老化が進む⁉
更年期以降の女性は要注意

男性ホルモンや女性ホルモンが減ってしまうと、影響は精力減退だけでなく、見た目の老化や、体力低下など全身に及びますが、そうした面から特に健康に注意が必要になるのは、女性です。

女性ホルモンのエストロゲンは、非常に強い力を持ったホルモンであり、女性の若さと健康は、エストロゲンによって保たれている部分が少なくありません。

閉経の前後約5年間を更年期といいますが、その頃、女性の体内でエストロゲンの量が急激に下がり、からだにさまざまな影響が表れてきます。その頃になると、多くの女性が肌の衰えや体型の変化などを感じることになるでしょう。

見た目の問題以上に深刻なのが、健康面への影響です。

実は、エストロゲンには、炎症の旗振り役である、ＴＮＦ-αの産生を抑制する力があります。そのため、閉経まではエストロゲンの働きにより抑えられていた炎症が、からだのあちこちで起きやすくなってしまうのです。

実際、一般に、動脈硬化や心臓血管系の疾患は男性のほうが多いと思われていますが、それは、閉経前までの話です。それ以降は、女性もこれらのリスクがぐんと上がってしまいます。

さらに、エストロゲンには、免疫の働きを制御する制御性Ｔ細胞を活性化する力もあります。ですから、エストロゲンが十分にあるうちは、アレルギー反応やリウマチなどの免疫疾患の発生がある程度抑えられるのですが、エストロゲンが減ってくると、こうした疾患も発生しやすくなるのです。

リウマチは女性に多い疾患ですが、若い女性には少なく、更年期を迎える頃から増えてくるのは、こうしたホルモンバランスの影響があると考えられています。

もうひとつ、女性に知っておいていただきたいのが、骨粗しょう症の問題です。こちらも閉経後の女性に急増する疾患であり、慢性炎症と深いかかわりがあります。

ではなぜ、閉経後の女性に骨粗しょう症が増えてしまうのでしょうか。

そもそも骨は、骨を作る骨芽細胞と、古くなった骨を壊す破骨細胞という2つの細胞がバランスよく働くことで、よい骨密度に保たれています。

そして、破骨細胞は、骨芽細胞が出す炎症性サイトカインの指令によって作られているのですが、もしも破骨細胞が増え過ぎると、カルシウムを十分に摂取し、骨芽細胞がどんどん骨を作っていたとしても、破骨細胞によって骨が次々破壊され、スカスカの状態になってしまいます。

更年期になる前はエストロゲンが十分にあるので、破骨細胞を自然死させ、その増え過ぎを防いでくれていますが、更年期になるとエストロゲンが急に減ってしまうため、破骨細胞の増殖が抑えられなくなって、骨粗しょう症を発生しやすくなるのです。

ですから、更年期以降の女性は、今現在、骨に異常を感じていなくても、油断は禁物です。

骨粗しょう症を予防するためには、カルシウムばかりでなく、ビタミンDの不足にも注意してください。ビタミンDは腸管からカルシウムやリン酸の吸収を高める働きがあるため、更年期になってビタミンDが不足すると、骨粗しょう症になりやすくなります。

また、破骨細部が活性化しないように、生活習慣を見直して、炎症が起こらないようにすることも大切です。

喫煙や多量の飲酒はガンの原因になりますが、骨量の減少も招きます。もちろん、運動をして筋肉をつける必要もあります。

第4章、第5章を参考にして食事と生活習慣に注意して、骨の老化に備えるようにしてください。

老化を抑える遺伝子を活性化する方法とは

みなさんは、サーチュイン遺伝子という言葉を聞いたことがあるでしょうか。

これは、１９９９年にアメリカの学者が発見した遺伝子で、長寿遺伝子とも抗老化遺伝子とも呼ばれています。

この遺伝子が活性化すると、細胞内でエネルギー源を作っているミトコンドリアが増え、老廃物を除去します。さらに、細胞が自ら内部のたんぱく質を壊して新しく生まれ変わる「オートファジー」（自食作用）という仕組みが働きはじめることもわかっています。要するに、細胞が新たに生まれ変わるのです。

ちなみに、このオートファジーは、２０１６年にノーベル生理学・医学賞を受賞した大隅義典教授の研究で広く知られるようになったものです。

とにかく、サーチュイン遺伝子が活性化すると、活性酸素が除去され、傷ついた細胞が修復され、からだの老化はもちろん、動脈硬化や糖尿病、認知症などを予防するといった、さまざまな効果が表れます。

さらに近年になって、このサーチュイン遺伝子の働きが悪くなると、慢性炎症が起こることもわかってきました。

要するに、サーチュイン遺伝子が活性化されると慢性炎症が防げ、いろいろな病気の予防につながるけれど、不活性化すると慢性炎症が起き、老化や病気が進むということです。

そして、慢性炎症が起きてしまうと、それによってサーチュイン遺伝子の働きはさらに悪くなり、ますます慢性炎症を呼ぶという、負のスパイラルに陥ります。

では、どうすればサーチュイン遺伝子を活性化できるのでしょうか。

まだはっきりしたことはわかっていませんが、今のところ、3つの方法に効果があると考えられています。

ひとつは、飢餓とカロリー制限。つまり、食べ過ぎず、空腹状態を作ること。

それから、運動をしてカロリーを消費すること。

そしてもうひとつが、ニコチンアミド・モノ・ヌクレオチド（NMN）という化合物の摂取です。

NMNは、ビタミンB_3から作られるもので、体内に入ると、身体機能を保つ上で非常に重要な役割を果たすニコチンアミド・アデニン・ジヌクレオチド（NAD）という物質に変換されるとともに、サーチュイン遺伝子を活性化させることがわかっています。

NMNを生後22か月のマウスに1週間飲ませたところ、生後6か月に相当するマウスに若返ったという実験が報告されています。これは人間でいえば、60歳の人が20歳まで若返ったことに匹敵します。加齢に伴う酸素消費量やエネルギー代謝の低下が抑えられ、いわゆる中年太りによる体重の増加が少なかったことも報告されています。

さらに、NMNには、眼の疾患や難聴を抑え、肝臓や心臓を守る作用があるとわかっています。肝臓ガンにかかったマウスたちに投与したところ、腫瘍が消えたこともあったそうです。

どうやらＮＭＮは、サーチュイン遺伝子を活性化させることで、老化によって衰えたからだ全体を若返らせる効果があるようです。

まるで、夢のような話ですが、ＮＭＮとサーチュイン遺伝子については、国内外で盛んに研究が行われており、ＮＭＮは研究機関に対する販売も開始されています。若返りサプリメントとしてＮＭＮが一般に流通する日が来るのも、そう遠くないかもしれません。

「クロトー遺伝子」が、老化や炎症のカギを握る？

慢性炎症と老化に深くかかわるもうひとつの遺伝子に、クロトー遺伝子というものがあります。

こちらは、当時テキサス大学の助教授だった黒尾誠氏と京都大学の教授であった鍋島陽一氏らが発見したもので、ギリシャ神話で「生命の糸」を紡ぐ女神の名前にちなんで命名された遺伝子です。

もともと、老化が加速した奇妙なマウスを調べたところ、ある遺伝子が欠損していたことで発見されたもので、その機能を失うと、動脈硬化、肺気腫、骨粗しょう症、皮膚の老人性萎縮、難聴など、さまざまな老化症状が引き起こされることがわかっています。

黒尾教授は、血中のリン酸とカルシウムが結晶を形成してＣＰＰと呼ばれる粒子になり、これが老化を引き起こすのではないかと仮説を立てました。ＣＰＰがまるで病原体のようにふるまい、細胞にとって毒になるだけでなく、炎症を引き起こしているというわけです。

クロトー遺伝子の研究はまだまだ発展途上ですが、少なくとも、食事からリン酸をとり過ぎると老化が促進される可能性はありそうです。リン酸はインスタント食品などに食品添加物としてよく使われているため、黒尾教授は現代人のリン酸のとり過ぎに警鐘を鳴らしています。

また、近年の研究で、クロトー遺伝子はビタミンＤと密接な関係にあることもわかってきています。その仕組みを、簡単に説明しておきましょう。

ビタミンＤには非活性型と活性型があり、体内で実際に働くのは活性型ビタミンＤ（D_3ともいう）です。

ビタミンＤは、まず肝臓の酵素の影響を受けて「循環型」となり、血中を流れています。そして、必要に応じて腎臓の酵素の影響を受けて「活性型」となり、体内でさまざまなパワーを発揮します。

そして、こうしたビタミンDの仕組みをコントロールしているのが、実はクロトー遺伝子なのです。

そのため、クロトー遺伝子に変異があると、ビタミンDが必要以上に多く作られることになります。すると、ビタミンDにはカルシウムとリン酸を吸着する働きがあるため、血中のカルシウムとリン酸の濃度が異常に上がってしまい、これが、老化や炎症を引き起こし、さまざまな病気を招いてしまいます。

こうしたクロトー遺伝子の研究も、まだはじまったばかりです。今後、その働きのさらなる解明、及び、その仕組みを利用した老化を抑制する方法の開発が、大いに期待されています。

第4章

「慢性炎症」をもたらす生活習慣・抑える習慣

1日10〜20分、日焼け止めを塗らずに日光に当たる

慢性炎症を抑制するためには、炎症のブレーキ役を果たしてくれる成分を体内で増やしていく必要があります。

そうした成分として、今、大変な注目を集めているのが、ビタミンDです。

ビタミンDといえば、日本では、カルシウムの吸収を助け、骨を健やかに保つ成分として知られ、それ以外の効果についてはあまり語られてきませんでした。しかし世界では、この10年ほどで、「万能のビタミン」として知られるようになってきました。

たとえば、体幹の骨や筋肉を強くする、細胞の増殖や分化を促す、細胞のガン化を防ぎ自然な細胞死を誘導する、免疫系の細胞の働きをよくするなど、さまざまなビタミンDのパワーが、続々と明らかになっています。

しかし、日本人の大半はビタミンDが不足しているにもかかわらず、未だ自分がビタミンD不足だということに気づいていません。

肝心なのは、どうやってビタミンDを増やすか、でしょう。

ビタミンDはさけなどの魚類や、乾燥きくらげなどには豊富ですが、それ以外にはあまり含まれていません。つまり、食事からは十分量をとりづらいビタミンなのです。このため、すでに海外では、サプリメントから摂取することが常識になっています。

でも、実はそれ以外に、誰でもすぐにできる、ビタミンDを増やす方法があります。それが、日光に当たることです。実は、私たちの皮膚の細胞は、太陽光の中のＵＶＢの刺激を受けることで、１日で75μg（２０００IU）のビタミンDを作れるといわれています。

日に当たる方法ですが、ある程度肌を露出させる必要があるので、半袖半ズボンの状態、たとえばＴシャツにショートパンツで、１日10～20分、毎日浴びるのがよいとされています。ガラスはＵＶＢをカットしてしまうので、直接浴びないとだめです。

太陽光のうち、波長の長いＵＶＡ＝紫外線は、肌の炎症を促進してしまいます。現在発売されている日焼け止めはＵＶＡもＵＶＢもカットしてしまうので、日光浴の際には塗らないほうがよいでしょう。

1日に長時間紫外線を浴びても意味がないというデータもあり、浴び過ぎも禁物です。英語の論文などを読んでいると、「サンバーン」（日焼け）と「サンライト」（日光浴）という2つの表現が使い分けられており、ビタミンＤの生成を促すのは、サンライトのほうです。また、冬場は日照不足な上に、肌の露出が減るため、ビタミンＤができづらく、ビタミンＤ不足で免疫力が低下し、風邪など呼吸器疾患を起こしやすくなると考えられます。

なお、第3章のクロトー遺伝子のところでも解説した通り、ビタミンＤには活性型と非活性型があります。

皮膚で作られたビタミンＤは、まず、肝臓の酵素の作用を受けて「循環型」に変化し、血液の中を流れています。さらに、必要に応じて腎臓の酵素の作用を受けて、はじめて「活性型」になり、さまざまなパワーを発揮します。

病院の検査で調べた場合、ビタミンＤは「循環型」の血中濃度で表されます。30ng

／mℓ以上が十分量、29～20ng／mℓが不十分、19ng／mℓ以下が欠乏、15ng／mℓ以下だとくる病になるといわれており、大半の日本人のビタミンDの血中濃度は、不十分か欠乏状態にあるといえます。

第1章でもふれましたが、日本では、昭和50年頃までは、むしろ日焼けが奨励されていました。しかし、「紫外線がガンを誘発する」という報告があってから、現在では、子供の頃から徹底的に日焼け防止に努めている人が増え、多くの日本人がビタミンD不足になってしまったと考えられます。

実際、日焼け防止を徹底しても皮膚ガンは減少せず、むしろ増えています。ガンも慢性炎症のひとつですから、炎症を抑制する力を持つビタミンDが不足したことが、ガン発生率の上昇と関係していると推察されます。ビタミンD不足だと、乳ガン、前立腺ガン、大腸ガンにかかりやすくなり、不足の程度がひどいと、悪性度の高いガンができる傾向にあることもわかってきました。

日本はアメリカに比べて1・5倍もガンが多いのですが、おそらくその理由には、ビタミンD不足の問題がからんでいると思われます。つまり私たちは、皮膚ガンを恐れて日光を浴びないようにしたために、ビタミンD不足に陥り、その結果、からだの中で慢性炎症やガンを増やしてしまっていたのです。

その他にも、肝炎ウイルスやエイズなどにおいても、慢性炎症が病気のもとになっていますが、やはりビタミンD不足が問題になっています。

特に女性は、ビタミンD不足に注意したほうがよいでしょう。中高年になると、女性ホルモンが減ることで、いろいろな病気が次々出てくるようになりますが、ビタミンDが十分にあれば、女性ホルモンのようにからだを守ってくれるからです。

この通り、ビタミンDは、私たちの健康に大きな役割を果たしているため、ステロイドホルモンの1種類と認知されるようになってきました。他のビタミンは自分のからだの中で作ることができない栄養素であり、食から摂取する必要がありますが、ビタミンDは唯一自分の体内で作ることができるビタミンです。ホルモンは自分で作る生理活性物質ですから、「ビタミンDはホルモン」といってもおかしくないのです。

オーラルケアを怠ると、深刻な慢性炎症をもたらす

　第2章で、歯周病は、ジンジバリス菌などの細菌に感染することで発症する慢性炎症であると述べました。

　この細菌から刺激を受け続けることで、炎症を起こした歯肉はダメージを深めていくわけですが、歯周病は口の中だけの問題ではありません。歯周病の原因菌は、炎症を起こしている歯肉から血管内に簡単に侵入し、全身にまわってしまう危険性があるのです。

　特に問題は、細胞壁の中にある内毒素（エンドトキシン）です。歯周病の原因菌は血管に入ると死に、その内毒素が血液中に流れ出ます。これが脂肪組織や肝臓を刺激し、ＴＮＦ-αをどんどん分泌させてしまいます。

実際、歯周病になると、ＴＮＦ－αの分泌が増えるため、血管の慢性炎症である動脈硬化はもちろん、さまざまな病気になる可能性が軒並み上がります。

たとえば、脳梗塞です。歯周病がある人は、ない人に比べて2・8倍も脳梗塞になりやすいといわれています。

糖尿病と歯周病の関係も、古くから知られており、糖尿病の人はそうでない人に比べて歯周病の人が多いことが判明しています。ＴＮＦ－αは、インスリンの働きを邪魔するため、歯周病が悪化すると、糖尿病も悪化してしまいます。

閉経後の女性に多い骨粗しょう症もそうです。この病気はいわば骨の慢性炎症ですが、歯周病によってＴＮＦ－αの分泌が増えれば、当然、骨の炎症も進みやすくなり、骨を壊す破骨細胞の働きが、骨を作る骨芽細胞の働きを上回ってしまいます。その影響は顎や歯にも及び、最終的には歯を失う大きな原因になりかねません。

高齢者に多い誤嚥《ごえん》性肺炎も、歯周病菌との関係が指摘されています。誤嚥性肺炎は、肺や気管に異物が入ってしまったことをきっかけに起きる肺炎です。歯周病になっていると、口の中の細菌が食べ物などと一緒に肺の中に入ってしまい、そこで炎症を引き起こすのです。

さらに恐ろしいことに、母親が妊娠中に歯周病にかかっていると、低体重児および早産の危険度が高くなることも判明しています。そのリスクは実に7倍とされ、これは、喫煙や飲酒よりもずっと高い値なのです。

歯周病により早産が起きる理由ははっきり解明されていませんが、歯周病の原因菌が胎盤を通して直接胎児に何らかの影響を与えるのではないかと考えられています。

こうした歯周病による慢性炎症をくい止めるためには、日々の歯磨きを徹底する以外にはありません。

ただし、完全に歯周病を防ぐには、自力だけでは難しいというのが実情のようです。

歯と歯茎、そして全身の健康を守るためには、やはり定期的に歯科医に通って、医師による状態の確認と、歯科衛生士によるケアと指導をしっかり受ける習慣をつけることが大切でしょう。

無理なダイエットは、肥満より恐ろしい自体に⁉

慢性炎症を防ぐために、もっとも注意したいのが肥満です。

肥満になると、全身が常に慢性状態になり、動脈硬化はもちろん、心臓病、糖尿病をはじめ、さまざまな病気にかかりやすくなってしまいます。

しかし、肥満を解消しようと無謀なダイエットを行うと、ただの肥満よりも恐ろしいサルコペニア肥満になってしまうことがあるので、よくよく注意が必要です。

サルコペニアとは、筋肉が極端に減少すること。現状、サルコペニア肥満の正式な定義はありませんが、日本では、ＢＭＩ値（58ページ参照）25以上を肥満としているので、ＢＭＩ値が25以上あって、かつ、筋肉が少なくなっている状態がサルコペニア肥満といえるでしょう。

サルコペニアは、からだを動かさなくなった40代以上の中高年を中心に発生します。中でも注意が必要なのが、運動をほとんどせずに、無謀なダイエットをして体重を落とした人です。こういう人は、極端に食事量を減らし、栄養失調状態に陥ります。そして、脂肪を落としているつもりで、筋肉を落としてしまうのです。

さらに、リバウンドで食べ過ぎると、運動をしていない場合は、筋肉が減ったまま、再び脂肪だけが増えます。こうした流れが何度か繰り返されることで、サルコペニア肥満になってしまうわけです。

サルコペニア肥満が普通の肥満以上に恐ろしいのは、筋肉減少により、ますます慢性炎症が起きやすいからだになってしまうことです。

実は、筋肉が収縮するとき、骨格筋からマイオカインという生理活性物質が出ているのですが、この中に、炎症を抑制する効果を持つものがあるのです。サルコペニア肥満の人は、肥満によりすでに全身が炎症状態になっていますから、その上、筋肉が減ることでマイオカインの分泌も減ってしまうと、からだ中でいっそう炎症が起きやすくなってしまいます。

その結果、普通の肥満の人よりも高血圧や糖尿病のリスクは高くなります。さらに老化からくる骨や関節の衰えが重なると、運動機能が衰えたロコモティブ症候群（通称ロコモ）に陥ってしまうこともあるため、非常に危険なのです。

肥満の人が、サルコペニア肥満にならないようにダイエットをしたいのであれば、極端に食事量を減らすのではなく、たんぱく質やビタミンDをしっかりとりつつ、じっくり脂肪だけを落としていくことです。

筋肉をつけるというと、たんぱく質をとることばかりに目がいく人がいますが、ビタミンDも欠かせません。筋肉のたんぱく質を作るには、男性ホルモンのテストステロンが大切であり、ビタミンDはテストステロンの働きを助ける役割をしているからです。毎日適度に日光を浴びて、体内のビタミンD濃度を上げるように心がけましょう。食事内容にも注意しつつ、サプリメントで補充する方法もあるでしょう。

その上で、必ず適度な運動をしながらダイエットを行うこと。こうすれば、サルコペニア肥満に陥ることなく、少しずつ、健康的に脂肪だけを落とし、炎症が起きやすい肥満から脱することができるはずです。

運動もやり過ぎると、慢性炎症の原因になる

改めて言うまでもなく、元気で長生きするためには、運動が欠かせません。

肥満予防の観点からも、筋肉増強の点からも、運動がからだによいことは確かです。

特に、定期的な適度な運動は、全身の抗酸化力を高めてくれます。

まずは、それがどのような仕組みになっているかから、見てみましょう。

私たちが運動をするためには、エネルギーの元であるＡＴＰ（アデノシン三リン酸）を使います。ＡＴＰは細胞内のミトコンドリアという細胞小器官で作られます。

活性酸素の９割はミトコンドリアで生じるといわれており、従って、運動をすると、ＡＴＰを消費するのと同時に、活性酸素が発生します。

このとき、健康な状態であれば、活性酸素を消去する酵素群、例えばスーパーオキ

シドヂスムターゼ、グルタチオンペルオキシダーゼ、カタラーゼといった酵素が働き、活性酸素を無害化してくれます。反対に、日頃の運動不足や老化の影響を受けている状態だと、ミトコンドリアの機能や数が減少しているため、酸素をうまく利用できず、過剰な活性酸素ができてしまいます。

しかし、定期的に運動を続けていれば、ちゃんとからだが反応するようになってきます。エネルギーを消費してＡＴＰが枯渇すると、ＡＭＰキナーゼという酵素が「エネルギーの枯渇」をキャッチします。ＡＭＰキナーゼは活性化され、サーチュイン遺伝子のスイッチがＯＮになり、「ミトコンドリアの数を増やせ。機能を上げろ」「活性酸素を消去する酵素群を増やせ」、という指令が出るようになるのです。

こうなれば、運動によって一時的に活性酸素が増えても、高い抗酸化力が発揮され、結果的に免疫力もアップし、炎症に強いからだになります。

ただし問題は、健康や美を追求するあまりに、過度な運動をしてしまうことです。ちょっとキツイなと感じる程度の運動ではなく、限界を感じるような激しい運動をすると、筋肉細胞から炎症性のサイトカインがどんどん分泌されてしまうために、マイナスの影響のほうがはるかに大きくなってしまうのです。

筋肉が収縮するときに骨格筋から発せられる生理活性物質のマイオカインには、いわゆる善玉だけでなく悪玉もあり、ＩＬ－６やＩＬ－８などの悪玉は、炎症性サイトカインとして知られています。

たとえばフルマラソンの場合、ゴール後に倒れ込むほど力の限り頑張って走り切ると、炎症が一気に増大し、ＩＬ－６値も一気に上昇します。実際、ゴールした直後にＩＬ－６を測ると、２００倍もの値になっており、特に肝臓にかなりの悪影響を及ぼすと考えられます。激しい運動をしたときに分泌され炎症を引き起こす成分には、ＩＬ－６の他に、ＩＬ－７、ＩＬ－８、ＩＬ－15、ＭＩＦなどのサイトカイン、アディポネクチン、筋肉に特有なマイオネクチン、イリシンといったものが知られています。

実際、本当に激しい運動を経験したことがある人は、爽快感よりも疲労感のほうが残り、翌日にはからだが相当なダメージを受けていると感じた経験があるでしょう。これは、当然といえば当然の結果です。炎症に強いからだを作るためには、少しキツイと感じる程度の運動を、無理せず、週に2～3回、習慣的に続けましょう。

抗炎症作用を持つメラトニンの分泌を促す習慣とは

慢性炎症が起きにくいからだにするために、しっかり分泌を促したいホルモンのひとつが、メラトニンです。

メラトニンといえば、眠りを誘うホルモンとして知られています。夜になると、脳の松果体というところから分泌され、人に眠気を感じさせます。夜メラトニンがしっかり出ることが、質のよい眠りのために欠かせません。

しかし、近年になって、メラトニンには、そのほかにも強力なパワーがあることがわかってきました。

注目を集めているのは、その抗酸化力です。私たちが体内で作れる最強の抗酸化物質はグルタチオンだといわれていますが、その5倍もの力があるといわれているのです。このほかにも、認知症の改善やアルツハイマー病の予防など、メラトニンのさまざまな効果が次々と明らかになりつつあります。

そもそもメラトニンによってしっかり眠れれば、睡眠による疲労回復効果なども得られるので、メラトニンが十分に分泌しているか、していないかで、慢性炎症を抑制する力に大きな差が出てくることは間違いないでしょう。

そんなメラトニンの効果の中でも、私が特に注目しているのが、骨形成作用です。私たちの骨は、骨を壊す破骨細胞と、骨を作る骨芽細胞がバランスよく働くことで丈夫に保たれています。このバランスが崩れ、破骨細胞の働きが優位になると、骨芽細胞の働きが追いつかなくなり、骨粗しょう症になりますが、メラトニンには、この破骨細胞の働きを抑制し、骨芽細胞を活性化させる働きが認められたのです。メラトニンが骨粗しょう症の治療薬になる可能性があるとして、研究も進められています。

では、どうやってメラトニンの分泌を促すか、紹介していきましょう。

最近、夜よく眠れないという人が激増していますが、それはつまり、メラトニンの分泌がうまくいっていない人が増えているということです。その大きな理由の一つは、私たちの近年の生活習慣にありました。

中でも問題になっているのが、ブルーライトです。波長が380~500ナノメートルの青色の光のことで、テレビやパソコン、スマホの画面などから出ています。

そもそもメラトニンは、朝、日光を浴びると、その12~15時間ぐらい後に分泌されます。しかし、夜になってもブルーライトを浴びていると、からだがいつまでも昼間だと勘違いしてしまい、メラトニンがなかなか分泌されなくなってしまうのです。

これは、私たちの体内時計ともいうべきサーカディアンリズムとも深く関係しています。サーカディアンリズムが狂うと、眠れなくなるだけでなく、体温や血圧調性、ホルモン分泌など、さまざまな面で悪影響が出て、結果的にからだにダメージが出てきます。

ですから、メラトニンの分泌を促すためには、朝は毎日同じ時間に起きて、しっかり日光を浴びる。夜はあまり明るくし過ぎず、寝る時間が近づいてきたら、テレビやパソコン、スマホなどの使用を控えればよいのです。

また、朝は起床後にしっかり朝食をとることも重要です。これにより体内時計がリセットされるので、サーカディアンリズムを整え、夜になってメラトニンの分泌を促すのに役立ちます。

ところで、見落とされがちなのが、普通の家庭やオフィスなどで広く使われている、白色ＬＥＤ照明です。

こちらは、従来の蛍光灯に比べて比較にならないほど大量のブルーライトを発しています。いくら経済効果が高くても、からだのことを考えたら、白色ＬＥＤを浴び続ける環境はとてもお勧めできません。せめて家庭では、昼光色のＬＥＤか、昔ながらの白熱電球にしたほうがよいと思います。

とにかく、抗酸化作用が高く、自然な眠りに誘ってくれるメラトニンの分泌を促すためには、夜になったら照明を少し落とし、パソコンやスマホは使用しない習慣を心がけることです。

飲み過ぎはやはり慢性炎症のもと

過度な飲酒がからだに悪いのは改めて言うまでもないことですが、炎症を抑制する観点から考えても、やはり飲み過ぎは厳禁です。

悪酔いや二日酔いの原因としては、アセトアルデヒドがよく知られています。これは、体内に入ったアルコールが酸化することで生まれる物質です。

実際のところ、アセトアルデヒドは脳の血管を刺激し、炎症性サイトカインを分泌させることで頭痛を引き起こします。吐き気、動悸などの原因にもなるし、腰痛や肩こりを含め、関節痛、鼻炎などの慢性炎症の原因にもなります。

その上、体内で発生したアセトアルデヒドは、喫煙同様、酸化ストレスになります。体内のたんぱく質と結びつくと糖化が起こり、ＡＧＥにもなってしまうのです。

体内でアセトアルデヒドができてしまっても、アセトアルデヒド脱水素酵素（ＡＬＤＨ）によって速やかに分解され、酢酸になり、無害化されます。この酵素の遺伝子には３つの型があり、ＧＧ型は酒に強く、ＡＧ型は酒に弱いタイプ、ＡＡ型は酒が全く飲めないタイプです。モンゴロイドの日本人はＡＧ型が多いため概してお酒に弱く、悪酔いや二日酔いをしやすいタイプです。

また、慢性炎症の原因になるアセトアルデヒドは、発ガン性を持っていることも判明しています。特に口腔ガン、咽頭ガン、食道ガン、胃ガンとの因果関係があると考えられています。

もとより、習慣的に多量の酒を飲めば、アルコールを分解するために肝臓が酷使されるため、本来行われるべき脂肪の分解が追いつかず、脂肪肝になります。肝臓につ いた余分な脂肪は慢性炎症を引き起こし、肝臓は傷ついていきます。これがそのまま進行すると肝炎になり、最悪の場合は肝臓ガンになってしまうこともあるのです。

やはり、飲酒は楽しくほどほどにするのが鉄則です。無謀な飲酒は、自らからだに炎症を起こしていることになるだけです。

プチ断食が、炎症を抑える遺伝子を活性化する！

「腹八分目」という言葉があるように、健康維持のために満腹になるまで食べないという習慣は昔からありました。

これは、慢性炎症を防ぐ上で、大変重要な習慣といえます。食べ過ぎれば、胃腸に負担がかかるのは当然のこと、脂質や糖質のとり過ぎが肥満や糖化を招くことは言うまでもないでしょう。

さらにポイントとなるのが、飢餓状態になることで活性化されるサーチュイン遺伝子の存在です。

第3章で、長寿遺伝子とも呼ばれるサーチュイン遺伝子に、炎症を抑制し、若さと健康を保つ働きがあることにふれました。

実際、ある程度の空腹が寿命を延ばすことは、さまざまな実験によって明らかになっています。

たとえば、アメリカでアカゲザルを20年間保育して行った実験があります。

一方のサルたちには十分な食事を与え、もう一方のサルたちにはその約7割の食事を与え続け、その様子を観察し続けたものです。

その結果、食事制限をしたほうのサルは、しなかったサルに比べて、毛がフサフサで若々しい状態を保っていたそうです。

人間の場合、どれくらい食事制限をすればいいかはまだはっきりとはわかっていませんが、25％カロリーを制限した食事を3週間続けることで、サーチュイン遺伝子が活性化したという報告もあります。

ほかにも、1日の食事回数を2回にすることが効果的、という説もあります。

相撲部屋の食習慣を思い出してみてください。一般に、相撲部屋では朝食は抜きで、昼食と、練習後の夕食の1日2食です。こうなると、夕食後から昼食までの時間が15時間ほどあり、飢餓状態が長く続きます。

大学の相撲部のこのような食習慣とそれがからだに及ぼす影響をとりあげたテレビ番組を見たことがあるのですが、それによると、彼らはご飯やおかずを腹一杯食べても、血糖値の上昇が実に緩やかでした。

普通、空腹時にいきなりたくさん食べると血糖値の急上昇が起き、糖尿病の引き金になるといわれているのですが、彼らの場合、それが起きなかったのです。

この仕組みはまだ解明されていませんが、食事からとったブドウ糖は、からだが飢餓状態から脱するために、そのまま先に利用されているかのような印象でした。空腹の時間が長いだけでなく、からだを十二分に動かしていることも関係しているのでしょう。

とにかく、サーチュイン遺伝子を活性化させるには、飢餓状態になる必要があるのは確かです。そして、サーチュイン遺伝子が活性化すると、細胞が自ら内部のたんぱく質を壊して新しく生まれ変わる「オートファジー」（自食作用）という仕組みも働きはじめます。

この仕組みは、いわば余分になったものを再利用することになるので、肥満予防、しいては病気予防につながります。

ですから、日頃の食事は腹八分目以下に抑え、できることなら空腹の時間を作るようにしましょう。

そうはいっても、社会人としての生活パターンがあるので、一人だけ食事を抜いたりするのはなかなか難しいでしょう。

そこでお勧めなのは、プチ断食や断食道場です。毎日でなくとも、定期的に飢餓状態を作ることでサーチュイン遺伝子を活性化させるのです。炎症が起こりにくく若々しく健やかなからだを保つために、試してみる価値はあると思います。

生きがい型ライフスタイル、山梨県民的生活のすすめ

最近になって、慢性炎症を抑え、健やかな人生を送るためには、運動や食事以外にも、心の持ちようが非常に大事だということがわかってきました。

「心の持ちようだけで健康になるはずがない」と思われるかもしれませんが、近年アメリカで、心の持ちようで慢性炎症を左右する遺伝子群が発見されたのです。

それはCTRA遺伝子群と呼ばれるもので、この遺伝子群は、ストレスを受けることで活発化し、慢性炎症を促進します。反対に、幸せな気分でいると沈静化し、結果的に炎症は起こりにくくなります。

ただし、「幸せな気分」といっても、好きなものを食べる、セックスの快楽を楽しむといった、自分のためだけの喜びを追求する「快楽型のライフスタイル」を送って

いる人は、ＣＴＲＡ遺伝子群が活性化されやすく、炎症が起きやすい。

これと比較して、人のために生きる、社会に貢献する、アート作品を発表するといった、達成感・満足感を追求する「生きがい型のライフスタイル」を送っている人は、ＣＴＲＡ遺伝子群が沈静化しやすく、炎症が起きにくかったそうです。

これはつまり、「快楽型」の人は炎症が起きやすいため寿命は短めであり、「生きがい型」の人は炎症が起きにくいため寿命が長めであることを意味しています。

また、別の研究で、「長生きする人は嫌なことは忘れて、良いことだけを記憶する傾向にある」という報告もありました。嫌なことはストレスになりますが、良いことで幸せな気分になれば、副交感神経が働くことになります。副交感神経が働けば、人はリラックス状態になり、全身で炎症が起きにくい状態になりますから、長生きにつながるのでしょう。

以上をまとめると、生きがい型の人生を送って幸せを感じている人は炎症が起きにくく長寿であるということになります。

そこで私が注目したのは、平成25年のデータに基づく、日本の都道府県別健康寿命です。

健康寿命とは、いつまで医療や介護に頼らずに、自立した生活が送れたかを示しています。このデータによると、男性が72・52歳、女性が75・78歳と、男女ともに全国1位になったのが山梨県でした。

なぜ山梨県の健康寿命が長いのか、その理由ははっきりしていませんが、健康寿命を長くするための研究が進められています。

山梨県民の健康寿命が長い理由について、県では、ガン検診や特定健康診査の受診率が高いこと、60歳以上の有業割合が全国2位と高く、元気に働き続けている高齢者が多いことなどを、想定できる要因として挙げています。

労働は、社会貢献の最たるものです。山梨県の人々は、からだが動くうちはできるだけ働き、ボランティア活動などにも参加しながら、生きがい型の人生を送っている人が多い――だから、健康寿命が長い人が多いのではないでしょうか。

つまり、毎日働くにしても、「自分のため」というより「社会のため」という意識を持って働いたほうが、結果的に自分のためにもなるはずです。

家族や友人、まわりの人々のために役立ちたいという心持ちで生活することが幸せな気持ちにつながり、ＣＴＲＡ遺伝子を沈静化させ、慢性炎症を遠ざけてくれると考えられます。

なお、これら以外にも、山梨県はフルーツ王国であり、日照時間も長いということが挙げられます。

山梨では、ぶどうは昔から皮ごと食べる習慣がありますし、ぶどうのポリフェノールは、タンニン、カテキン、ケルセチン、アントシアニン、オリゴメリックプロアントシアニジン（ＯＰＣ）など、いろいろな成分がバランスよく含まれています。

そして、日照時間が長いということは、自分でビタミンＤを作る機会が多いことを意味しています。

幼少期は、ある程度炎症を起こしたほうがいい

第4章の最後に、お子さんやお孫さんが将来炎症の起きにくいからだになるために、ぜひ知っておいてほしい情報にもふれておきましょう。

最近になって、子供によく見られる炎症である、食物アレルギーと小児ぜんそくの主な原因が、ビタミンD不足とクリーン過ぎる環境にあることがわかってきました。

まず、ビタミンD不足ですが、お母さんが妊娠中にビタミンD不足だと、赤ちゃんもビタミンD不足になります。また、母乳にビタミンDは含まれていないため、何か対策を講じないと、どうしても赤ちゃんはビタミンDが不足しやすいのです。アメリカとカナダでは子供用のミルクにはビタミンDと鉄が補強されていますが、日本では、まだほとんど意識されていないのが現状です。

先述した通り、ビタミンDには炎症を抑える力があるので、ビタミンDが不足したまま大人になれば、どうしても慢性炎症になりやすいからだになってしまいます。

ビタミンDは腸管からカルシウムやリン酸の吸収を高める働きがあります。特にカルシウムは、骨だけでなく、細胞の情報伝達に必要な成分です。また、ビタミンDは細胞が正しく分化・成熟するように遺伝子に働きかけています。ビタミンDが不足すると、これらが行えなくなるため、異常が多くなっていくのです。

ひと昔前は、ミルクにビタミンDを入れたりしなくても、赤ちゃんを日光浴させることでビタミンDを体内で作っていました。でも、今は赤ちゃんの頃から日焼け防止を徹底する人が増えているので、ビタミンDがなかなか増えません。

実際、ビタミンD不足が主な原因で起きる、くる病の子供が増加しているようです。

クリーン過ぎる環境も、子供の免疫力の成長を妨げる大きな要因です。

近年、すっかり〝除菌〟流行りで、何でもかんでも除菌スプレーや除菌シートなどを使ってきれいにする傾向が高まっています。からだに菌がつくからと、子供たちに公園の砂場を使わせないようにしたり、動物とのふれあいをやめさせたりする保護者も少なくありません。

しかし、子供の頃から、極端に菌が少ないクリーン過ぎる環境で生活していると、菌への免疫機能の発達が十分ではありません。そのまま大人になると、免疫力が低い、あるいは免疫力に問題がある状態になってしまいます。

つまり、幼少期はある程度の菌に接触する環境で生活することが、免疫力のある大人になるためには必要不可欠なのです。

数十年前までは、ここまでアレルギー疾患は多くありませんでした。子供たちは、ある程度汚れた生活環境の中で、ときに泥んこになって野山を駆け回り、菌と接しながら成長してきたからです。

もちろん、菌と接することで炎症は起きますし、病気になることもあります。しかし、そうした経験を繰り返すことで、免疫力は養われていくのです。アレルギー疾患と深い関係にある制御性T細胞にしても、細菌によって刺激されることで、活性化されていきます。

たとえば、アメリカやカナダに住むアーミッシュの人々は、アレルギー疾患が少ないことで知られています。彼らは、宗教上の理由から現代の文明の導入を拒み、農耕や牧畜による自給自足の生活を送っています。そのため、幼い頃から泥や家畜と接することでたくさんの細菌にふれ、免疫を刺激して強くなっていったのです。

クリーン過ぎる環境が子供たちの免疫力の成長を妨げているという事実は、すでに広く知られており、ついに、あえていくつかの菌を混ぜた子供用のパウダーが開発され、販売されるようになりました。毒性を弱めた菌をわずかにからだにとりいれることで、免疫力をつけていく商品です。

こうした商品には抵抗のある人も多いと思いますし、できれば自然な環境の中で、免疫を刺激していくことが一番です。

そのためには、やはり子供はある程度は日光に当たるようにし、ある程度は菌に接する自然な環境で育てるべきだと私は思います。

第５章

「慢性炎症」をもたらす食事・抑える食事

糖質制限は、慢性炎症を予防する上でも有効だった

甘い物と炭水化物のとり過ぎに注意する糖質制限食は、従来のカロリー制限食に比べるとやりやすく、効果も出やすいとして、ダイエット法としてすっかり定着したようです。

糖質制限食については、やり方次第では健康を害することもあるとして、未だに反対の声もあるようですが、慢性炎症を予防する意味から考えても、健康維持に役立つ食事法と考えて間違いなさそうです。

改めて言うまでもなく、とり過ぎた糖質は脂肪肝を招き、血中にあふれ、血糖値を上げることで糖尿病を招きます。

また、体内でたんぱく質と結びつくことで糖化たんぱく質となり、やがて終末糖化

産物＝ＡＧＥに変化します。ＡＧＥが細胞を刺激し、サイトカインの分泌を促すことであたりに炎症を引き起こしてしまうこと、活性酸素を増やしてしまうこと、腸内細菌のバランスを崩してしまうことは、第１章で述べた通りです。

ＡＧＥは、年齢を重ねるごとに体内に溜まっていき、あちこちで慢性炎症の原因となるわけですから、ある程度の年齢を過ぎたら糖質のとり過ぎに注意するのは、健康維持に欠かせないポイントのひとつになります。その点、糖質制限食は糖のとり過ぎを防げますから、慢性炎症の防止にも役立つと考えられるわけです。

では、どれぐらい糖質を制限すればよいかですが、まず、完全に糖質をシャットアウトしてしまうのは危険です。肥満の人は、医師や専門家の指導を受けながら、無理のない糖質制限食で体重を落とすところからはじめましょう。

とりあえずいま現在太っていない人は、神経質に糖質を排除しなくても、「糖質はとり過ぎない」と、なんとなく注意しておく程度でよいのではないでしょうか。

１食当たり、ご飯なら茶碗に軽めに１杯、パンは８枚切りで１枚以内を目安として、あとは、砂糖を使った甘い物、いも類や根菜類、せんべいやスナック類などを食べ過ぎないように気をつける。そうすれば、糖質をとり過ぎてAGEがどんどん増えてしまう可能性は低いはずです。

また、日本では、果物に含まれる果糖のとり過ぎも問題視されていますが、海外には、丸ごと食べれば糖質をとり過ぎる心配はいらない、という論文もあります。皮なども一緒に食べることで、食物繊維やファイトケミカルのフラボノイド、カロテノイド、テルペノイドなど、健康に有益な成分もたくさん摂取できるからです。果物は、ジュースなどにせず、できるだけ丸ごと食べるようにするとよいでしょう。

注意してほしいのは、飲み物です。

「果糖ブドウ糖液糖」をご存じでしょうか。これは、とうもろこしなどのでんぷんから作られた「異性化糖」という甘味料の一種です。でんぷんを分解するとブドウ糖になりますが、それだけだと甘みが足りないので、酵素を使って砂糖よりも甘い果糖に変える技術によって作られています。

中でも、果糖の割合が50%以上になっているのが、果糖ブドウ糖液糖です。この甘味料は、コーラなどの甘い飲み物や、さまざまな食品に幅広く使われているため、甘い清涼飲料水をたくさん飲んでいると、大量の糖質をとってしまうことになります。
ノンカロリー人工甘味料が入ったノンアルコール飲料などの清涼飲料水も、要注意です。

2014年、サッカリン、スクラロース、アスパルテームといったノンカロリー人工甘味料をマウスに与えたところ、肥満になったり、糖をさらにほしがったり、腸内細菌のバランスが崩れたという実験結果が報告され、世間に衝撃を与えました。以降、人工甘味料の安全性は、世界的に否定される方向で動いています。

人工甘味料が体内でどのように悪影響を及ぼしているのか、詳しいことはまだはっきりしていませんが、糖と似たような作用を起こし、炎症の発生に何らかの影響を及ぼしていることは確かでしょう。

〝ノンカロリー〟〝糖質オフ〟とうたわれていても、人工甘味料を使用した飲み物を毎日たくさん飲んでいたら、糖質制限は成功しない可能性は大です。くれぐれも、飲み過ぎに注意してください。

ひとり暮らしは要注意！「カフェテリア食」の危険性

昨今、街中にはコンビニが点在し、外食店も豊富で、メニューも非常に充実しています。つまり、私たちは、いつでもおいしいものにありつける環境で生活しているということです。

これは、一見便利でありがたいことのようですが、実はかなり危険なことです。特に、ひとり暮らしの人の場合、こうした環境の中で生活していると、「好きなものを、好きなときに、好きなだけ食べる」傾向が高くなってしまうからです。

人間が好きなものを好きなだけ食べていると、何が起きるのでしょうか。

ここで、医学論文などによく登場する、「カフェテリア食」について説明しておきましょう。

カフェテリア食とは、カフェテリアで食事をすることではありません。マウスなどの動物に餌を与える実験において、一般的な固形飼料、クッキー、シリアル、チーズ、加工肉、クラッカーなどを用意して自由に選べるようにして、また、日によって組み合わせを変えて自由に食べさせる形式をいいます。

この方式で餌を与えていると、マウスはおいしくない固形飼料を食べなくなり、その他の餌、つまり、おいしくて栄養価の高いものを、好きなだけ、際限なく食べるようになるのです。

するとどうなるか。マウスは、「自発的過食症」に陥り、どんどん食べて、当然、肥満になります。そしてインスリン抵抗性が高くなり、血糖値が上昇、やがて、２型糖尿病やメタボリック症候群になってしまうのです。

マウスにラードが40％含まれる高脂肪食だけを毎日与え続ける、という実験もあり、これはこれで腸内環境や肝臓に多大な悪影響を及ぼしますが、ことメタボリック症候群に話を絞ると、高脂肪食よりもカフェテリア食を食べさせた動物のほうがメタボリック症候群になりやすかったという驚くべき結果があります。

何度も述べてきたように、肥満になれば、からだは慢性炎症に陥り、命を縮めることになりかねません。

実際のところ、カフェテリア食とは、実験のために、メタボリック症候群の動物を作り出す方法なのです。身につまされる話ではありませんか。

人間も、好きなときに好きなものを買って食べる習慣が身についてしまうと、知らず知らずのうちに、毎日、糖と脂質、塩分などがたっぷり入ったおいしいものばかりを食べるようになりがちです。

そうした食生活を続けていると、若い頃は代謝がよいので問題が出なかったとしても、40歳を過ぎた頃から、メタボリック症候群へと着実に近づいていくことでしょう。特に、毎日仕事に追われるひとり暮らしの方などは要注意です。

細かな栄養管理などは難しいとしても、できるだけバラエティに富んだ食材をとるようにして、食べる量をある程度自分で意識してみましょう。

もうひとつ、カフェテリア食にちなんで、２０１7年7月に発表されたばかりの、興味深い研究結果をご紹介しておきましょう。

それは、２０１７年に発表された、「ファーストフードで代表的なフライドポテトの食べ過ぎは死亡率が高くなる」という論文です。

それによると、イタリア、スペイン、アメリカの共同研究で、４４００人の被験者に対し、フライドポテトを食べたか、揚げていないポテトを食べたかについて、８年間調査した結果、フライドポテトを食べると死亡率が増加するが、揚げていないポテトを食べた場合は死亡率に変化はないという、驚くべき結果が出ました。

おそらく、油で揚げることで、アクリルアミドやトランス脂肪酸といったからだに有害な物質が生じてしまうことが原因と考えられます。

便利でおいしいファーストフードですが、好きだからといってあまり食べ過ぎないように注意しましょう。

渋みや辛みが、慢性炎症を防ぐ

ひと昔前まで、体内で抗酸化力を発揮し、老化や病気を予防する栄養素としては、ビタミンが有名でした。もちろん、ビタミンCを筆頭に、ビタミンA、ビタミンE、そしてビタミンDにも高い抗酸化作用が認められています。

しかし、私がもうひとつ注目しているのが、ビタミン以外でも、高い抗酸化作用や抗炎症作用が認められている、フラボノイドです。

フラボノイドとは、「健康によい」ということでよく話題に上る「ポリフェノール」の一種で、主に植物に含まれている、渋み、辛み、色素などの成分です。

有名なところでは、緑茶や赤ワインなどの渋みであるカテキンやタンニン、柑橘類に含まれる苦み成分のヘスペリジン、ナリンジン、ノビレタンなど、ブルーベリーや赤ワインなどの色素であるアントシアニン、ソバのルチン（ケルセチンの配糖体）、玉ねぎの皮などの色素であるケルセチンなどが挙げられます。種類はとてもたくさんあり、7000種類とも8000種類ともいわれています。

いずれもカロリーはなく、渋かったり辛かったり、味はしなかったりと、それだけ口にできたとしても、おいしいものではありません。

ポリフェノールの「ポリ」とは、「複数の」という意味で、フェノールとは、特有の臭いを持った化合物の一種です。ポリフェノールとはつまり、「複数の〝水酸基〟がついたフェノール類」ということです。そして、ポリフェノールについている水酸基には、抗酸化力があることがわかっています。

ポリフェノールの多くは、強力な抗炎症作用と抗酸化作用を持ち、種類によってそれぞれ、血液の流れをよくする、脂肪や糖の吸収を抑制する、腸内環境をよくする、殺菌作用、肝機能の向上など、さまざまな力を持っていることが、近年の研究により続々と判明しています。

そんなポリフェノールの中でも、フラボノイドは植物の中で光合成に伴って作られるものです。なぜこれほど強いパワーを持っているのでしょう。

一般的な植物は光合成を行うために太陽光を浴びる必要があります。しかし、太陽光を大量に浴びるということは、紫外線を浴びることにほかなりません。

動物の場合、紫外線からからだを守るために、日陰に移動するなどの対策をとって暮らしていますが、大地に根を張っている植物の場合、それができません。そのため、植物は、紫外線から自分たちを守るためのさまざまな成分を自分自身で作り出すようになったのです。

そうした成分の代表が、フラボノイドです。紫外線以外にも、微生物などの侵入から自分たちを守る必要があるため、たくさんの種類ができたと考えられています。

近年、こうしたフラボノイドの力を活用して、さまざまな健康食品が作られるようになりました。

なお、フラボノイドではなくても、ポリフェノールの仲間には、抗炎症作用がある成分がいろいろあります。

たとえば、クロロゲン酸です。これは、コーヒーに含まれているもので、苦みがあり、私たちのからだの中で、タンニンとよく似た働きをすることがわかっています。

以上から考えて、カテキンやタンニンが豊富なお茶や赤ワイン、ジンゲロールが入っているしょうが、クロロゲン酸が含まれているコーヒーなど、渋みや辛みがあるものを毎日適量体内にとりいれることで、慢性炎症の予防効果が期待できるわけです。

考えてみれば、お茶、赤ワイン、しょうがなど、いずれも、古くから世界各地でよく使われてきた素材ばかりです。昔から人々は、本当にからだによいものを、感覚的に選びとっていたのでしょう。

近年、こうしたフラボノイドの力を健康に役立てる動きが広がりを見せています。たとえば、拙著『玉ねぎ みかん「皮」を食べるだけで病気にならない』（青春出版社刊）でも紹介したように、今まで捨てていた野菜や果物の皮の有効利用もその一例です。

また、ワイン醸造で生じた種子から抽出したぶどう種子エキス（ＧＳＥ）、甲州種ぶどう果皮・種子を乳酸発酵した食品も、フラボノイドの力を利用した健康食品といえるでしょう。

高い抗炎症作用が期待できる意外な食材とは

フラボノイドの中でも、おそらくもっとも高い抗炎症力を期待できるのが、玉ねぎに豊富なケルセチンという薄茶色の色素です。

あまりに効果が高いため、とり過ぎるとからだが吸収をブロックしてしまう可能性も考えられており、いわば、薬に近い成分といえるでしょう。

ケルセチンは炎症性サイトカインであるＴＮＦ－αの分泌を抑え、炎症が起きるのを防ぎ、血液をサラサラにして動脈硬化や心臓疾患、脳梗塞や脳卒中を予防する、高血圧を改善する、体脂肪の分解を促進する、関節痛の症状を緩和するなど、幅広い効果があることがさまざまな研究で証明されています。

以前は、ケルセチンをはじめとしたポリフェノールが、私たちの体内でどうやって力を発揮しているかわかっていませんでしたが、近年になって、ようやくその仕組みが明らかになってきたので、簡単に説明しておきましょう。

ポリフェノールの多くは、本体に糖がくっついた「配糖体」という状態で存在しています。糖がついたままだと細胞膜を通ることができないのですが、腸に入ると、ある腸内細菌によって糖の部分が断ち切られ、ポリフェノールの本体部分が腸管から体内に吸収されていきます。

しかし、血中に入ったポリフェノールは、今度はグルクロン酸とくっついて「グルクロン酸抱合体」という形になり、パワーを発揮できない状態で、からだの中を巡ることになります。

ところが、からだのどこかで炎症に出合うと、その場に集まってきていたマクロファージが出すβグルクロニダーゼという酵素によってグルクロン酸が断ち切られ、力を発揮することになるのです。

では、どのくらいのケルセチンを摂取すればよいかですが、毎日50㎎のケルセチンを摂取することで、炎症を防ぎ、老化や病気を予防する効果が期待できそうだ、という研究もあります。

玉ねぎに含まれるケルセチンの量は、品種、産地、収穫時期によって変わりますが、可食部分100g中、およそ20㎎です。中ぐらいの玉ねぎ1個が約200gですから、1日に50㎎のケルセチンをとるとしたら、毎日玉ねぎを丸々2個以上食べなければならない計算になります。

そこでお勧めなのが、玉ねぎの皮の粉末です。

実は、ケルセチンを多く含んでいるのは、玉ねぎの可食部ではなく、皮。50㎎のケルセチンを摂取するのに、皮であればなんと5gほど。粉末であればわずか小さじ1杯分で足りてしまうのです。

皮を乾燥させてミキサーにかけて粉末にしてもよいですし、すでに粉末状に加工されたものが市販されているので、そちらを利用してもよいでしょう。

これなら、毎日の味噌汁やスープに入れて混ぜたり、サラダや炒め物などに加えるだけで、簡単にケルセチンが摂取できます。食材に混ぜれば、ほんのり玉ねぎの香りがして、おいしくいただけます。

日本人に身近な食品、みかんとお茶が炎症予防に役に立つ

かつて、日本人といえば、毎日何杯もお茶を飲み、冬場などは「コタツでみかん」が定番でした。これらが日本人の健康維持に大きく貢献していたことは、間違いありません。

実際、お茶については、深蒸し茶で有名な掛川市は、全国一ガンの発生率が低いことで知られています。掛川に住んでいる人は、毎日10杯近くのお茶を飲んでいるそうですが、お茶に含まれているカテキンやタンニンが、慢性炎症を予防し、ガンの発生率を抑えていると考えられます。

また、みかんについては、こんな報告があります。

みかんを1日4個以上食べ続けている静岡県浜松市三ケ日地区の女性は、93％もの

人が、骨の慢性炎症ともいえる骨粗しょう症になりにくかったというのです。

みかんには、ビタミン類が豊富ですが、ヘスペリジンというフラボノイドや、クリプトキサンチンというカロテノイドが含まれており、これらの効果により、骨の炎症を抑えることができたと考えられます。

ヘスペリジンは、近年、ケルセチンとともに注目を集めているフラボノイドです。こちらはみかんなどの柑橘類に豊富に含まれており、高い抗炎症作用、抗酸化作用をはじめ、血液サラサラ効果、毛細血管を強くする力、血流をよくし冷えを改善する力、免疫機能を調節する力、ビタミンCの働きを助ける力、骨の代謝をよくする力など、幅広い効果が認められています。

ヘスペリジンの抗炎症作用については、私自身、２００４年に、江崎グリコ、久留米大学、北里大学の合同チームで実験を行ったことがあります。

リウマチの患者さんにヘスペリジンの入ったドリンクを毎日１回、12週間飲んでもらったところ、約３割の患者さんに症状の改善が見られ、ＣＲＰ値が下がったのです。薬ではなくいわば健康食品による作用で約３割というのは、かなり大きな結果です。

こうした実験やほかの研究報告などから、1日約30㎎のヘスペリジン摂取で、炎症予防効果が期待できると考えられます。

しかし、これだけの量のヘスペリジンをみかんの可食部からとろうとすると、1日4個は食べる必要があります。しかも、可食部に含まれている果糖の問題もあり、みかんを食べても1日、1〜2個にとどめている人は多いでしょう。

果糖はブドウ糖と違いエネルギーとして使用されません。肝臓に取り込まれて中性脂肪の蓄積を招き、コレステロールの合成を促進するため、動脈硬化の原因になりやすいとされています。このため、厚生労働省でも1日の果物摂取目標を200gと定めており、これはみかんだと、中ぐらいのもので2個ほどになります。

しかし、1日2個ではみかんからとれるヘスペリジンの量が少なく、その炎症抑制効果は十分には得られないでしょう。

そこで私がお勧めしたいのは、みかんの皮をよく洗って、皮ごと食べる方法です。ヘスペリジンも、可食部より皮に豊富で、特に内側の白い皮の部分に多く含まれています。このため、皮のみじん切りであれば、小さじ1杯でも300㎎ものヘスペリジンを補給できるのです。

皮ごと食べるというと、最初は抵抗があるかもしれませんが、やってみると、意外とおいしく食べられるものです。これなら、1個食べるだけでも皮に含まれるヘスペリジンがたっぷりとれるので、果糖をとり過ぎる心配もありません。

その上、みかんの皮には、骨粗しょう症の予防となるカロテノイドのβクリプトキサンチンもたくさん入っています。カロテノイドは天然色素の一群であり、ポリフェノールではありませんが、トマトのリコピンや、さけやいくらのアスタキサンチンなど、フラボノイド同様、高い抗酸化作用があることで知られています。

みかんの皮も、みじん切りにしたり、乾燥させたりして飲み物や料理に使えます。最近は粉末状になったものが市販されているので、それを利用するのもよいでしょう。ドリンクなどに混ぜれば、毎日簡単に飲めます。

古くから、日本人の若さと健康維持のために役立ってきた、お茶とみかん。これからも毎日しっかりとって、炎症に強いからだ作りに役立てていきましょう。

腸内細菌を整え炎症予防。キーワードは「３ＰＤ」

慢性炎症を防ぐためには、運動をし、ストレスを減らし、抗炎症作用を持つ成分をからだに取り込む必要がありますが、もうひとつ忘れてはならない重要なポイントが、腸内細菌を整えることです。

私たちの腸内には、１００兆個以上もの細菌が存在し、その種類は人によって異なりますが１００～３０００品種もあります。これらは、ファーミキューテス門（以下Ｆ門）、バクテロイデス門（以下Ｂ門）、アクチノバクテリア門（以下Ａ門）などに分けられ、ざっくりですが、悪玉菌、善玉菌、状況次第でどちらにもなる日和見菌に分けられます。簡単に言ってしまうと、腸内細菌は善玉菌が多く、細菌の種類が多様である状態が理想的です。

しかし、何らかの原因によって腸内細菌の構成が乱れてしまうと、まず、腸の状態が悪くなり、下痢や便秘を起こします。食べ物から必要な栄養がとれなくなる上に、からだに悪い成分が解毒されたり体外へ排出されたりせず、腸から吸収されてしまいます。また、健康なときは影響を及ぼさなかった毒素を作るような迷惑な菌も、腸内に棲みついてしまいます。こうした影響は、腸内だけでなく、肝臓をはじめ、やがて全身に及んでしまうため、私たちは腸内細菌の状態を良好に保っていない限り、酸化や糖化、そして炎症を予防して健やかなからだを保つことは不可能なのです。

とはいえ、毎食毎食、その食べ物が腸内細菌によいかどうか調べたり考えたりするのはなかなか大変です。そこで、腸内環境を良好に保つための、私が考案した、覚えやすいキーワードをお教えしましょう。

それが、「3PD」です。3つの「P」と「D」という意味で、まず3つのPとは、プレバイオティクス（prebiotics）、プロバイオティクス（probiotics）、ファイトケミカル（phytochemicals）のことです。少し聞き慣れない言葉かもしれませんが、プレバイオティクスとは、プロバイオティクスの働きを助けるものです。消化管の上部で分解・吸収されずに腸まで届き、善玉菌の餌になったりします。その代表が、食物繊維と、豆類やごぼう、エシャロット、玉ねぎなどに豊富なオリゴ糖です。なお、食物繊維については、詳しくは後述します。

プロバイオティクスとは、腸内フローラのバランスを改善する有益な微生物のことで、たとえば乳酸菌やビフィズス菌のことです。ヨーグルトをはじめ、漬物や発酵食品などに含まれていることは、みなさんもご存じでしょう。

次にファイトケミカルですが、これは主に野菜や果物など植物に含まれている、フラボノイド、カロテノイドなどの化学成分です。色素や香り、苦み、辛み成分などが中心で、私たちのからだの中で有用な働きをしてくれるものです。

フラボノイドは、カテキンやケルセチン、ヘスペリジンなどが、カロテノイドは、トマトの赤い色素であるリコピン、にんじんの赤い色素であるカロテン、βクリプトキサンチンなどが、その代表です。

また、ほとんどの植物に存在しているトリテルペンや、トリテルペンに糖が結合したサポニンなどもファイトケミカルです。たとえば、ぶどうの表皮に豊富なオレアノール酸は、トリテルペンです。サポニンはからだによい成分として知られ、高麗人参サポニン、大豆サポニンなどが有名です。

ファイトケミカルには強い抗酸化作用や解毒作用があるため、腸内の悪い菌や毒素を解毒したり、体外に排出するのに役立ちます。肉ばかり食べて野菜嫌いの人は腸内環境が乱れているのは、こうした理由も関係しています。ファイトケミカルは野菜や果物には基本的に入っているので、日頃から野菜をたっぷり食べることを心がけていれば、しっかり摂取できるはずです。

そして最後に、「D」についてですが、これはビタミンDのことです。ビタミンDと腸内細菌の関係については活発に研究されており、ビタミンDが減ると腸内細菌のバランスが変化してしまうことが明らかになりつつあります。

ビタミンDを得るためには、第4章でふれた通り日光に当たることが大切ですが、食事から補給するなら、さけやさんま、しらすなどの魚類、きくらげなどに豊富です。

３ＰＤは、お互いに作用し合い、相乗効果で腸内環境をよくするので、毎日の食事で、できるだけ３ＰＤすべての摂取を心がけることが大切です。

食物繊維が、慢性炎症による生活習慣病を防ぐ

ほんの数十年前までは特に役に立たないものと考えられていた食物繊維。近年になって、私たちの健康維持に欠かせない成分であることが明らかになってきました。

食物繊維には、水に溶けやすい水溶性と不溶性の2種類があり、どちらも腸の調子を整えるために役立つとされています。

しかし、不溶性のものは主に便通をよくする効果が期待できるとされていますが、大腸ガンを治療した患者が不溶性食物繊維を食べ続けた結果、ガンの再発が促進されたという報告もあるので、毎日積極的に摂取するなら水溶性のほうがよいでしょう。

水溶性食物繊維は、小腸での糖の吸収速度を遅くし、血糖値の急な上昇を避けます。コレステロールの吸収も妨げ、体外に排出しやすくします。つまり、糖尿病をはじめ、

脂質異常症や高血圧、動脈硬化などの生活習慣病の防止に役立つわけです。

水溶性食物繊維が豊富な食材には、もち麦、菊芋、海藻類、きのこ類、やまいも、オクラ、納豆などがあります。

また、毎日たっぷり、手軽にとりたいのであれば、「難消化性デキストリン」もお勧めです。これは、昨今の食物繊維不足解消のためにトウモロコシから開発された水溶性食物繊維で、でんぷんの一種です。フラボノイドと一緒にマウスに与えたところ、腸内でビフィズス菌が増えたという研究結果が報告されています。

難消化性デキストリンの粉末や、添加したドリンクなどが「トクホ」として市販されているので、利用してみるのもよいかもしれません。

マウスの実験でもわかる通り、食物繊維だけではなく、野菜や果物など、フラボノイドと一緒にとることがポイントです。

なお、食物繊維やオリゴ糖は、腸内で細菌によって発酵されることで酪酸をはじめとする短鎖脂肪酸の原料となることも見逃せません。

酪酸や酢酸、プロピオン酸といった短鎖脂肪酸は、今話題の成分であり、腸内フローラを整え腸の状態をよくするだけでなく、制御性T細胞を活性化してアレルギー症状を抑える効果や、大腸ガンを予防する効果などがあることがわかっています。

さらに、短鎖脂肪酸はインクレチンというホルモンを分泌することでインスリンの分泌を促します。このため、インクレチンには糖尿病や肥満を改善する働きなどがあるとして、医学界で注目を集めています。

これほど健康に役立つ食物繊維ですが、厚生労働省による「日本人の食事摂取基準」（2015年版）によると、食物繊維の摂取目標が成人男性で1日20g、女性で18g。これに対し、実際の摂取量は、「国民健康・栄養調査」（平成27年）によると、40代男性で13.9g、40代女性で13.0gと、まったく足りていません。積極的に食物繊維を食事にとりいれることで腸の状態をよく保ち、慢性炎症による生活習慣病を予防・改善していきましょう。

炎症を招く油、炎症を防ぐ油

炎症を防ぐ健康的な食事について考察を進めていくと、油の問題に行き当たります。油、つまり脂質は、私たちの大切なエネルギー源のひとつであり、健康維持のために欠かせない成分ですが、とり過ぎると肥満や動脈硬化などにつながることは、みなさんもよくご存じでしょう。

油には非常にたくさんの種類があり、それぞれいろいろな脂肪酸を含んでいます。そして、脂肪酸の中には、炎症を防ぐのに役立つものもあれば、炎症を招きやすいものもあるのです。

脂肪酸は、飽和脂肪酸と不飽和脂肪酸に大きく分けられ、からだによいとされるのは、不飽和脂肪酸のほうです。

不飽和脂肪酸は、さらに、一価不飽和脂肪酸と多価不飽和脂肪酸に分けられ、前者はオリーブオイルなどに豊富なオレイン酸などが有名ですが、悪玉コレステロールなどを減らす効果は、多価不飽和脂肪酸のほうがあるとされています。

多価不飽和脂肪酸には、オメガ3脂肪酸に分類されるグループと、オメガ6脂肪酸に分類されるグループなどがありますが、このうち、炎症を防ぎ、からだによいとされているのは、オメガ3脂肪酸です。

青魚などに含まれることで有名なDHA（ドコサヘキサエン酸）やEPA（エンコサペンタエン酸）、近年からだによいと評判のえごま油やしそ油、アマニ油などに豊富なαリノレン酸は、いずれもオメガ3に分類されます。

オメガ3脂肪酸は、私たちがからだの中で作ることができず、食べ物からとる必要がある必須脂肪酸で、抗炎症作用や、アレルギーを抑える作用、血管の慢性炎症を抑え、血流をよくする効果があることがわかっています。

一方、オメガ6といえば、べにばな油などに豊富なリノール酸や、肉や魚、卵などに含まれているアラキドン酸などが知られています。

こちらは、血中のコレステロールを下げる効果などもあるものの、慢性炎症を抑えるという意味では、あまりよろしくない脂肪酸といえます。

なぜなら、オメガ6脂肪酸のアラキドン酸は体内で分解される際、アレルギー反応の原因物質として知られるロイコトリエンや、炎症を引き起こすプロスタグランジンなど、いろいろと問題のある代謝物を作り出してしまうからです。特にプロスタグランジンは、熱や痛みのおおもとともいえる成分であり、プロスタグランジンの生産を阻害する薬が、有名なアスピリンです。

ですから、慢性炎症を抑え、若さと健康を維持するためには、油はやはりオメガ3脂肪酸を多く含むものを利用するとよいでしょう。

特に、えごま油やしそ油、アマニ油、くるみなどに豊富なαリノレン酸は、アレルギー疾患やガンの予防効果もあるという報告があります。

ただし、いずれの油もとり過ぎは肥満につながるので、慢性炎症を予防するからといって、食べ過ぎないことも大切です。

地中海食と和食、どっちが理想的な食事？

これまで述べてきた通り、慢性炎症が少ない人ほど、長寿になる傾向があります。ということは、慢性炎症を少なくするためにどんな食生活を送ればいいか考えるにおいては、長寿の人々の食生活が参考になるはずです。

健康的な食事として世界的に知られ、実際にそれを食べている地域の人々に長寿の人が多いとして知られているのが、地中海食でしょう。明確な定義はありませんが、トマトをはじめとした野菜や果物、魚、オリーブオイル、ナッツ、チーズ、ヨーグルトなどを多く使っており、地中海沿岸諸国の人々の伝統的な食事です。

地中海食の栄養上の特徴は、トマトのリコピン、ポリフェノール類、オメガ３脂肪酸の、３つが豊富なことです。いずれの成分も炎症防止に役立つので、地中海食がからだによいことは確かです。

しかし、イタリアの大学が行った実験で、興味深い結果が報告されています。ヨーロッパの5か国600人の高齢者に1年間地中海食を食べ続けてもらったところ、基本的には適切に食べた人ほど慢性炎症が少なくなっていたのですが、イギリスなど、一部の地域では効果が認められなかったというのです。

その理由は、おそらく、人種やライフスタイル、食習慣の違いによって、腸内細菌が異なるからではないかと考えられています。つまり、腸内細菌が元気になる食事は、国々によって微妙に異なってくる、というわけです。

日本の場合、古くから、醤油、味噌、納豆など、発酵食品をしっかり食べてきました。これらに、魚や海藻、根菜などを上手に組み合わせることで、腸内細菌を整えてきた長い歴史があります。確かに、納豆菌は、お腹に入るといろいろな酵素を作り、たんぱく質を分解することで、腸内細菌の多様化に役立っています。

納豆をはじめ、発酵食品を毎日とることは、私たち日本人の先人たちの知恵です。毎日の食生活にしっかりとりいれることで、腸内細菌の状態を良好に保ちましょう。

赤身肉が、からだにいいとは限らない…

脂質が少なく、健康のためによいとされる、赤身肉。

昨今、中高年のたんぱく質不足解消の点からも、「赤身肉をたくさん食べましょう」といった記事を見かけることが増えました。場合によっては、「毎日食べましょう」と推奨されていることもあるようです。

しかし、慢性炎症を抑制し、動脈硬化など、血管系の疾患を予防するという意味においては、赤身肉を毎日食べるのはあまりお勧めできません。

実は、数年前、有名な医学雑誌に、アメリカの研究者が「赤身肉を日常的に食べると、動脈硬化性疾患リスクが高まる」という報告を行い、センセーションを巻き起こしました。内容は、簡単に説明すると次の通りです。

赤身肉は、カルニチンを豊富に含んでいます。

カルニチンとは、体内でアミノ酸から作られる成分で、脂質の代謝に関与していることで知られています。このため、脂肪を燃焼するダイエット効果が期待できるとして、サプリメントとしても盛んに市販されていますが、その研究によると、カルニチンが腸に届いて腸内細菌によって分解される過程で、トリメチルアミンという動脈硬化を促進させる成分を発生させてしまうということがわかったというのです。

さらにこの研究者は、赤身肉を長期にわたって食べ続けると腸内細菌のバランスが崩れ、よりトリメチルアミンを作りやすい腸になってしまうとしています。

これに対して、アメリカの精肉業界や、サプリメント業界から、いっせいに反発の声が上がりました。その後、赤身肉の問題は、賛否両論入り乱れる論争に発展し、現在では「カルニチン論争」と呼ばれています。

現時点で決定的な結論は出ていませんが、私は、赤身肉を毎日食べるとトリメチルアミンの影響で血管の慢性炎症が引き起こされる可能性は否定できないと見ています。

思えば、からだによい食事として知られている地中海食や、昭和50年頃の日本食では、たとえ赤身であっても、肉を毎日食べることはしていません。

地中海食の場合、現在でも月に3回前後が推奨されており、かつての日本人も肉はその程度しか食べていませんでした。

総合的に考えて、赤身肉は週に1回ほど食べるのがちょうどよいのではないでしょうか。

ただし、この問題は、「赤身肉より霜降り肉のほうがからだによい」という話ではありません。脂の多い肉を食べれば、やはり動脈硬化のリスクは上がるので、いずれにせよ、肉の食べ過ぎには注意しましょう。

見逃せない！ ぶどうに秘められた抗炎症作用

アルコールの飲み過ぎが慢性炎症を促進することは先述した通りですが、適量であれば、逆にからだによい効果をもたらしてくれることもあります。

その代表が、赤ワインです。

赤ワインについては、その健康効果を疑う論文が出たこともありましたが、カテキン、ケルセチン、アントシアニンなどのポリフェノールをバランスよく含んでいるので、適量であれば慢性炎症を抑制し、生活習慣病のリスクを下げる効果が期待できます。健康食として有名な地中海食でも、1日にグラス2杯程度の赤ワインは推奨されています。

赤ワインに含まれているポリフェノール類の効果は、言うまでもなく、原料であるぶどうからもたらされたものです。

ぶどうは、実もさることながら、特に皮や種の部分にポリフェノールを豊富に含んでおり、私たちにとって非常にありがたい果実です。海外では、ぶどうの種を原料としたサプリメントが、抗炎症作用があるとして広く活用されています。

私たちの会社でも、ぶどうの皮や種を粉砕して、植物性乳酸菌で発酵させた「発酵ぶどう食品」を扱っていますが、このサプリメントを潰瘍性大腸炎のマウスに与える実験で、劇的な効果が認められています。

そのほかにも、実際にこのサプリメントを利用している方々から、潰瘍性大腸炎の症状が改善された、間質性肺炎がよくなったなど、慢性炎症疾患に効果があったとする声がいろいろと寄せられています。

さらに、最近になって、ぶどうに含まれるオレアノール酸というファイトケミカルの一種に、高い抗炎症作用、抗糖尿病作用、抗ガン作用などがあることがわかり、私自身も大変驚いています。

ぶどうの皮のまわりに、「ブルーム」と呼ばれる細かい白い粉のようなものがついているのを見かけることがあると思いますが、あれがオレアノール酸です。きゅうりのまわりについていることもあります。農薬と勘違いされることもあるため、わざわざ落としてから販売されたり、白い粉がついていないほうを選んで買われることもあるようですが、これは、実にもったいない話です。

みなさんはサポニンという名前を聞いたことがあると思いますが、これは、体内での脂肪の蓄積を抑える、悪玉コレステロールを体外へ排出する、抗酸化作用を発揮するといった、さまざまな健康効果を持つことで知られるファイトケミカルの一種です。オレアノール酸は、このサポニンの仲間なのです。

オレアノール酸の健康効果ですが、まず、私たちのからだの中で、胆汁酸と同じように働いてくれることがわかりました。

私たちの腸管では、胆汁に多く含まれる胆汁酸（コール酸）が、炎症の一因となる悪玉コレステロールを分解して体外への排出を促しています。

肥満の人など、腸内細菌のバランスが悪いと、微生物の力によってコール酸は二次代謝物のデオキシコール酸に変換されてしまいます。このデオキシコール酸はコレステロールと結合し、血流にのって肝臓へ行ってしまいます。すると、デオキシコール酸の悪影響を受けた肝臓の細胞が炎症を起こし、肝炎、さらには肝臓ガンを招きます。

しかし、このとき、腸内にオレアノール酸があれば、胆汁酸のコール酸と同じように働きます。腸管の細胞にあるTGR5という胆汁酸の受容体に結合して、腸の活動を助けたり、抗炎症作用を発揮します。たとえば、腸の蠕動《ぜんどう》運動を促し、便秘を改善するのです。

それだけではありません。オレアノール酸を骨粗しょう症モデルのラットに毎日20mg／kgの用量で3か月間与えたところ、骨芽細胞が増え、骨が増えるのに必要な遺伝子発現が高まっていたという報告もあります。

さらに、2017年の研究では、オレアノール酸が精巣機能を若返らせるという報告もありました。

オレアノール酸の効果については、ほんのここ数年でわかりはじめてきたところなので、今後研究が進めば、もっといろいろな健康効果が明らかになってくる可能性は高いでしょう。慢性炎症を防ぎ、若さと健康を守るためには、こうしたぶどうのパワーを食生活にとりいれていくのも一案だと思います。

ちなみに、近年になって、胆汁酸の受容体であるＴＧＲ５は、腸管の細胞内だけではなく、からだのさまざまな部分の細胞にあることがわかってきました。

これはつまり、胆汁酸が、腸だけではなく、全身でいろいろな働きをしている可能性があることを物語っています。

胆汁酸といえば、以前は、消化と排泄のためだけに働いているものと考えられていましたが、実は、各器官に行き届き、そこでそれぞれの働きを助けていると推察されます。肥満や糖尿病を改善する力があるとして、すでに糖尿病治療薬としての開発も進められています。

抗酸化、抗炎症など…味噌に期待される数々の効果

第1章の糖化に関する記述で、体内で起きるメイラード反応が老化を促進することを紹介しましたが、調理過程のメイラード反応でできる褐色の色素であるメラノイジンには、抗酸化作用などからだによい効果があり、抗炎症作用が期待されています。

メラノイジンを多く含む食品の中で、私たち日本人にとって非常に馴染み深いのが、味噌です。味噌は大豆を加熱・発酵させて作られていますが、この過程で大豆のアミノ酸と糖が結合し、メラノイジンが発生します。

実は、メラノイジンは活性酸素のひとつなのですが、ラジカルスカベンジャーといって、不安定なものを安定したものに変化させる働きを持っています。このため強い抗酸化力があり、糖尿病をはじめ、肥満や脂質異常症を予防したり、腸内環境を良く

する効果などが認められているのです。

特に注目されているのが、メラノイジンを豊富に含んでいる味噌の、糖尿病をはじめとした生活習慣病の予防効果です。

メラノイジンはその化学的構造から、体内で食物繊維に似た働きをするのではないかと推察されていました。実際、マウスによる実験などで、メラノイジンには、腸内で糖の吸収を抑えてくれる上に、インスリンの分泌を促進させる効果があることもわかっています。

さらに、メラノイジンには、脂質の消化吸収を促進させるリパーゼ活性を阻害する効果もあり、脂質の消化吸収をコントロールできる可能性も示されています。これはつまり、肥満や脂質異常症の予防・改善効果も期待できるということです。

また、抗酸化力があるということは、血管の慢性炎症である動脈効果を予防します。活性酸素が少なくなれば、血管の老化や血圧の上昇防止ができ、さまざまな生活習慣病予防に役立つことになります。もちろん、ガンの予防にも効果が期待されます。

ですから、日頃、味噌汁をほとんど飲まないという人は、ぜひ食事にとりいれていきましょう。

なお、味噌の中でも、特に効果が期待できるのが、赤味噌です。メラノイジンは褐色色素ですから、色が薄い味噌より、色が濃い赤味噌のほうが、メラノイジンが豊富に含まれているからです。

特に、野菜や海藻など、食物繊維が豊富な具をたっぷり入れて飲めば、メラノイジンと食物繊維のダブルで、糖尿病予防・改善効果が期待できるはずです。

本文デザイン／青木佐和子
編集協力／上原章江

青春新書
PLAYBOOKS

人生を自由自在に活動《プレイ》する

人生の活動源として

いま要求される新しい気運は、最も現実的な生々しい時代に吐息する大衆の活力と活動源である。

文明はすべてを合理化し、自主的精神はますます衰退に瀕し、自由は奪われようとしている今日、プレイブックスに課せられた役割と必要は広く新鮮な願いとなろう。

いわゆる知識人にもとめる書物は数多く窺うまでもない。

本刊行は、在来の観念類型を打破し、謂わば現代生活の機能に即する潤滑油として、逞しい生命を吹込もうとするものである。

われわれの現状は、埃りと騒音に紛れ、雑踏に苛まれ、あくせく追われる仕事に、日々の不安は健全な精神生活を妨げる圧迫感となり、まさに現実はストレス症状を呈している。

プレイブックスは、それらすべてのうっ積を吹きとばし、自由闊達な活動力を培養し、勇気と自信を生みだす最も楽しいシリーズたらんことを、われわれは鋭意貫かんとするものである。

—創始者のことば— 小澤和一

著者紹介

熊沢義雄〈くまざわ よしお〉

医学博士。株式会社Vino Science Japan代表取締役社長。

順天堂大学医学部非常勤講師。前北里大学教授。

1968年、山梨大学大学院発酵生産学専攻修了後、社団法人北里研究所、北里大学薬学部、北里大学理学部に40年間在籍し、感染免疫（炎症）と生薬成分の免疫薬理作用について研究。理学部の生体防御学（免疫学）講座の教授在籍中より、日本細菌学会の理事・監事を12年間務める。1989～1991年には、ドイツのマックス・プランク免疫生物学研究所の客員研究員となる。

2008年、北里大学を定年退職後、北里大学発のバイオベンチャー企業「Vino Science Japan」を設立。フラボノイドに関する研究と、フラボノイドの力を活用するための健康食品の開発を行っている。

著書に『玉ねぎ みかん「皮」を食べるだけで病気にならない』（小社刊）がある。


「慢性炎症《まんせいえんしょう》」を抑《おさ》えなさい　　青春新書 PLAYBOOKS

2017年11月1日　第1刷

著者　熊《くま》沢《ざわ》義《よし》雄《お》

発行者　小澤源太郎

責任編集　株式会社プライム涌光
電話　編集部　03(3203)2850

発行所　東京都新宿区若松町12番1号 〒162-0056　株式会社青春出版社
電話　営業部　03(3207)1916　振替番号　00190-7-98602

印刷・図書印刷　製本・フォーネット社

ISBN978-4-413-21100-0